LA VACCINE ET SES DIVERSES PÉRIODES
Comparées les unes aux autres.

4ᵉ Jour.
Bouton naissant contenant une matière fluide, son sommet est apparent.

8ᵉ Jour.
Pustule circulaire à bords unis, plats et uniformes contenant dans des cellules une matière fluide, une croûte au sommet, légère inflammation à la circonférence.

10ᵉ Jour.
La Pustule a pris de l'accroissement, on apperçoit plusieurs dépressions, ses parties centrales se convertissent en une croûte, la liqueur est encore limpide, la croûte du centre s'augmente, elle prend une couleur d'acajou, la dureté et l'inflammation sont toujours circulaires.

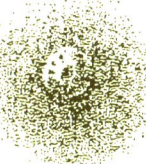

Pustule de petite Vérole au 10ᵉ Jour.
Ses bords sont très irréguliers; un grand nombre d'autres pustules l'environnent, toutes les pustules contiennent une matière opaque.

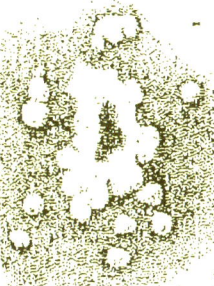

Pustule Batarde 4ᵉ Jour.
Ce n'est pas un bouton, mais une pustule proéminente. Croûte jaunâtre, grande, en suppuration, l'inflammation est grande. On ressent de la démangeaison.

Pustule Batarde au 8ᵉ Jour.
La Pustule grande, la croûte uniforme d'un brun jaunâtre, on ne voit pas de croûte centrale d'une couleur d'acajou foncée.

13ᵉ Jour.
La croûte centrale plus étendue, sa couleur d'acajou se rembrunit; la circonférence de la pustule telle qu'on l'a vue au dixième jour entièrement changée en une croûte couleur de noisette, peu ou point de fluide, l'inflammation s'amortit.

14ᵉ Jour.
La Pustule entière ne forme plus qu'une croûte couleur de noisette environnant la croûte du centre qui a pris une couleur d'acajou foncée, peu ou point de fluide et seulement à la circonférence, qui de bleue qu'elle était d'abord tire alors sur le brun.

15ᵉ Jour.
La Pustule n'offre plus que deux croûtes bien distinctes sans matière fluide. On apperçoit un cercle blanc qui entoure la pustule et qui est causé par la chûte de l'épiderme.

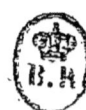

16ᵉ Jour.
Les Cercles blancs concentriques augmentent en nombre par la même cause, la dureté et l'inflammation n'existent presque plus.

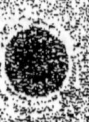

N.B. Ces symptômes peuvent varier suivant les divers tempéramens, ils ont été dessinés sous mes yeux sur deux de mes enfans, ils caractérisent avec assez d'exactitude les développemens successifs des boutons vaccins.

Publié à Londres par le Dʳ Thornton, Rue du Hinde, N.° 1. près la Place de Manchester, le 1ᵉʳ Janvier, 1803.

PREUVES
DE
L'EFFICACITÉ
DE LA VACCINE.

Fourni à la Bibliothèque Impériale deux Exemplaires de cet Ouvrage, qui est mis la sauve-garde des loix.

Prix : 3 fr. 60 cent. pour Paris, et 4 fr. 50 cent. pour les Départemens.

(*A l'Usage des Familles.*)

PREUVES
DE
L'EFFICACITÉ
DE LA VACCINE,

SUIVIES

D'une Réponse aux objections formées contre la Vaccination, contenant l'histoire de cette découverte, etc.

Par le Docteur JOHN THORNTON,

Professeur de Botanique Médicinale à l'Hospice de Guy, ancien Médecin du Dispensaire de Mary-Lebone, auteur de la Philosophie de la Médecine, et autres ouvrages.

TRADUCTION LITTÉRALE DE L'ANGLAIS,

Par M. DUFFOUR, Médecin du Gouvernement auprès de l'Hospice Impérial des Quinze-Vingts et du Comité Central de Bienfaisance du cinquième Arrondissement, Membre de la Société de Médecine-pratique de Montpellier, et de plusieurs Sociétés de Médecine et de Littérature, etc.

Ouvrage orné de deux planches coloriées.

A PARIS,

Chez CHOMEL, Imprimeur-Libraire, rue Jean-Robert, n°. 23;
CAPELLE et RENAND, Libraires-Commissionnaires, rue J. J. Rousseau.

AN 1808.

*Quâ cuspide vulnus
Senserat, hâc eâdem cuspide sensit opem;*
PROPER.

A

SON ALTESSE
SÉRÉNISSIME, MONSEIGNEUR
Le Prince CAMBACÉRÈS,

Archi-Chancelier de l'Empire, Grand Cordon de la Légion d'Honneur, Grand'Croix de l'Ordre de l'Aigle Noir de Prusse, Président de la Haute Cour Impériale, etc.

MONSEIGNEUR,

Le désir d'être utile à mes Concitoyens, en contribuant à détruire les objections que l'on a pu faire contre la Vaccine, dont la découverte est due au savant médecin Jenner, m'a déterminé à traduire l'ouvrage du docteur Thornton, médecin très-distingué en Angleterre.

EPITRE

Vous avez daigné, Monseigneur, agréer la dédicace de cette traduction, et je sens tout le prix de cette faveur ; je devais l'attendre de votre Altesse qui a prouvé dans toutes les circonstances que rien de ce qui tient au bonheur de l'humanité, ne lui échappe.

Si cette Traduction propage les lumières sur une découverte la plus importante peut-être du dernier siècle, les Français qui verront vôtre nom à la tête du Livre, seront convaincus, Monseigneur, de la solidité des principes qu'il renferme, et votre approbation achèvera de vaincre les préjugés, détruira l'insouciance, et dissipera les inquiétudes que la malignité a cherché à répandre sur la Vaccine.

Je supplie votre Altesse Sérénissime

DÉDICATOIRE.

d'agréer l'expression de ma vive reconnaissance et du profond respect avec lequel

J'ai l'honneur d'être,

MONSEIGNEUR,

De Votre Altesse Sérénissime,
le très-humble et très-obéissant serviteur,

DUFFOUR,
Docteur Médecin.

DISCOURS PRÉLIMINAIRE

du Traducteur.

Quel est donc ce prestige qui plane sur l'horizon intellectuel de notre patrie, et semble ravir à une des nations les plus éclairées les rayons bienfaisans de la lumière ? Serait-il donc étayé sur des bases tellement cimentées qu'il pût résister aux armes foudroyantes de la raison ? Depuis près de dix siècles, le plus terrible fléau, la petite vérole naturelle, (apportée en Egypte par les Arabes, d'où elle se répandit dans le reste du monde) ravageait l'Europe, dépeuplait les États, portait la désolation dans le sein de toutes les familles, laissait sur celles de ses victimes qu'il semblait épargner des traces horribles qui rappellaient, à chaque minute, à l'humanité consternée, les désastres qui accompagnaient son funeste passage, sans cesse renaissant. Qui croirait que des peuples innombrables privés de toutes lumières, et n'ayant pour guide que leur instinct naturel furent les premiers, et longtems les seuls, qui opposèrent une digue puissante à ce torrent dévastateur, en pratiquant sur leurs enfans l'inoculation de cette terrible maladie. Parcourons les Voyages de *Levaillant*, de *Michaut*, du célèbre *Cook*, nous verrons les habitans du Sénégal et de la Barbarie, ceux de l'intérieur du continent de l'Afrique, le peuple du Bengale, les insulaires des Manilles et de la Nouvelle Hollande employer ce procédé salutaire, et les peuples qui vivent sur les bords du Gange, traverser des contrées immenses pour recevoir au petit hameau de Bender, les secours efficaces de cette opération. Nous verrons les Chinois, ce peuple vertueux et politique, d'une origine si ancienne et si récemment connue de nous, placer par une superstition bienfaisante cette utile méthode, au nombre de ses lois religieuses, et nous précéder de beaucoup dans son adoption. Depuis, un tems immémorial ces belles femmes de la Géorgie et de la Circassie qui viennent offrir sous les traits les plus séduisans et les formes les plus enchanteresses, tous les charmes de la volupté aux Souverains de la Turquie et de la Perse, doivent aux secours de l'inoculation usitée dans leurs pays, cette préférence qu'elles obtiennent sur les femmes des autres nations. L'inoculation parvint à Constantinople par la voie d'une femme thessalienne qui la mit en grande réputation en 1713, en inoculant avec le plus grand succès dans cette capitale 6,000 individus. Depuis, un médecin grec, nommé Emmanuel *Timone*, membre des Universités d'Oxford et de Padoue, encouragé par les succès de la Thessalienne, entreprit d'accréditer cette opération et la pratiqua pendant sept à huit ans à Constantinople ; et après un grand nombre d'épreuves et de méditations profondes, il composa une dissertation en latin sur l'inoculation intitulée : *Historia variolarum quæ per incisitionem excitantur*. Cet homme était phylosophe, géomètre, chimiste et observateur judicieux. Son esquisse sur l'inoculation est un chef-d'œuvre pour la force et la pureté du style, c'est la source à laquelle on a puisé tout ce qui a été écrit sur cette matière.

En 1721, Milady Worthley, duchesse de Montague, épouse d'un ambassadeur de la Cour d'Angleterre, apporta l'ouvrage de *Timone* dans sa patrie, le remit au docteur Woodwood; et il se répandit delà successivement dans toutes les cours Européennes. Cette duchesse qui avait constaté sur son fils unique les heureux effets de cette opération, éveilla l'attention de tous les gouvernemens sur l'importance d'une découverte qui devait leur conserver le quatorzième de leur population, et son nom occupe une place honorable dans les Annales de la Philantropie. Toutes les nations se réjouissaient donc déjà depuis longtems, de posséder un puissant préservatif contre l'impitoyable petite vérole; la France seule se montra indifférente et brava le fléau. En vain les gens du premier mérite, les Petit (1) les Lacoste,

---

(1) Voyez les deux rapports d'Anles Tissot, un d'Alembert et un Lacondamine déployèrent leur généreuse éloquence contre les absurdités enfantées par le préjugé et les insinuations perfides du fanatisme ; le peuple resta plongé dans la léthargie, et les grands non moins dociles eurent la pusillanimité de céder aveuglément aux argumens des détracteurs de l'inoculation ; il fallut, pour faire triompher la cause de l'humanité, l'exemple courageux d'un prince, l'inoculation du duc de Chartres en mars 1756, (1)

―――――――

toine Petit en faveur de l'inoculation de la petite vérole, lus en l'année 1764 dans l'Assemblée de la faculté de Médecine de Paris, et imprimés par ordre de cette illustre Société.

(1) Le premier Français qui confia volontairement sa vie à cette opération, fut M. le chevalier de Chatelus à l'âge de vingt-deux

une des premières tentées en France, et le succès dont elle fut suivie fut la source qui l'accrédita insensiblement dans la classe des personnes opulentes ; mais, hélas, si l'on calculait le nombre des malheureuses victimes qu'on aurait pu arracher à la mort pendant le cours des discussions qui ont précédé la certitude des avantages de cette opération, quel résultat affligeant s'offrirait aux yeux des amis de l'humanité !

Une expérience de plus d'un siècle a confirmé chez tous les peuples l'efficacité préservative de l'inoculation, et il résulte des régistres qu'on a scrupu-

---

ans, un an avant l'inoculation du duc de Chartres. Il fut inoculé par M. Tenon, membre de l'Institut impérial de France.

leusement tenus des inoculations pratiquées en Europe, que le *maximum* des décès occasionnés par cette opération, s'élevait tout au plus à deux individus sur trois cents inoculés, tandis que sur le même nombre d'individus attaqués de la petite vérole naturelle, on comptait quarante-deux victimes, indépendamment des mutilations et des infirmités sans nombre qui étaient le triste apanage de ceux que cette cruelle maladie semblait épargner. Un si grand avantage aurait bien dû sans doute éveiller la sollicitude des pères de famille, mais la force de l'habitude et une coupable apathie prévalurent ; et dès-lors une découverte, qui devait offrir des consolations à l'humanité, devint pour elle un fléau plus terrible encore que celui dont elle pouvait triompher. La petite vérole inoculée partiellement répandit çà et là l'infection variolique, dévança, chez beaucoup d'individus, l'époque où ils auraient été atteints de la petite vérole naturelle, sans leur donner le tems de se mettre en garde, et communiqua à d'autres le germe contagieux qu'ils n'eussent peut-être pas contracté naturellement. (1) Le bien public eut donc

---

(1) Ce sentiment est celui de tous les praticiens qui ont mûrement réfléchi sur l'inoculation. Dans une assemblée illustre où l'on exposait, d'après des faits, les avantages sans nombre de cette opération, plusieurs membres, qui la désapprouvaient, citaient à l'appui de leur opinion quelques passages d'une lettre du célèbre chevalier Pringle sur la mortalité de la petite vérole en Angleterre devenue, selon lui, plus considérable qu'avant la découverte de l'inoculation ; un médecin qui les avait écoutés en silence, se leva et ne dit que ces mots : « Il faut inoculer tous ceux qui

demandé que l'inoculation eût pu être pratiquée généralement ; mais pour cela il eut fallu un pouvoir supérieur à celui de la simple éloquence, pour enchaîner l'envie, déjouer la malignité et terrasser l'hydre des préjugés. Envain un des plus illustres prosélytes de l'inoculation (1) fit entendre sa

---

n'ont point eu la petite vérole, ou personne. »

(1) M. de la Condamine, savant aussi distingué par les qualités du cœur que par son érudition et la gloire qu'il s'est acquise dans les sciences utiles, fit un appel général aux premiers corps de l'état pour les inviter à éclairer le peuple sur les avantages de l'inoculation et tira cette découverte de l'oubli profond où elle semblait plongée à Paris depuis trente ans. Voici comment il s'exprime : « c'est aux facultés de théo-
» logie et de médecine, c'est aux acadé-
» mies, c'est aux chefs de la magistrature,
» aux savans, aux gens de lettres, qu'il
» appartient de bannir des scrupules fo-

voix, elle ne put triompher de la prévention. Il n'eut rien moins fallu

---

» mentés par l'ignorance et de faire sentir
» au peuple que son utilité propre, que
» la charité chrétienne, que le bien de
» l'état, que la conservation des hommes
» sont intéressés à l'établissement de l'ino-
» culation. Quand il s'agit du bien public,
» il est du devoir de la partie pensante de
» la nation d'éclairer celle qui est suscep
» tible de lumières et d'entraîner par le
» poids de l'autorité cette foule sur qui
» l'évidence n'a point de prise, etc. » Ce conseil de M. de la Condamine a grand besoin d'être appliqué en faveur de la vaccination. Nous renvoyons nos lecteurs au discours lu par cet homme célèbre à l'assemblée publique de l'Académie royale des Sciences de Paris, au mois d'avril 1754.

Cet académicien qui savait bien que le peuple qui forme les trois-quarts et demi de la nation est toujours sur tout ce qui ne l'intéresse pas actuellement et personnellement dans l'indolence, l'insensibilité et

qu'une loi d'état qui imposât aux parens l'obligation de faire inoculer leurs enfans à un âge déterminé. Sans doute à Sparte où les enfans étaient

l'inertie, avait cru que l'appas des récompenses était la seule ressource qui restât au gouvernement pour se conserver, par année, vingt-cinq mille sujets, qui devenaient la proie de la petite vérole, et que si on eut eû recours à ce moyen puissant pour généraliser en France l'usage de l'inoculation, on eut sauvé depuis 1722, que la famille royale d'Angleterre fut inoculée, près d'un million d'hommes, sans y comprendre leur postérité. Il faut ajouter depuis 1754, époque à laquelle cet académicien écrivait, jusqu'en 1788, un autre million; et enfin depuis 1788 jusqu'à l'époque où la vaccine a été connue en France, près de cinq cents mille hommes. Combien le résultat de ce calcul est affligeant pour l'humanité, et combien il doit être supérieur à tous les argumens et à l'éloquence des orateurs!..

réputés

réputés enfans de l'état, une semblable loi n'eût point été considérée comme attentatoire à l'indépendance nationale ; mais les mœurs européennes étant aussi différentes de celles de Lacédémone que le siècle de Lycurgue est loin du nôtre, on conçoit que l'autorité absolue des souverains si utile en certains cas, a dû rester enchaînée quand elle eût pu agir pour le bonheur des peuples. On s'est flatté que l'encouragement, l'exemple et le récit des expériences les plus convaincantes amèneraient naturellement tous les citoyens à adopter l'usage d'un procédé si bienfaisant ; mais on a espéré envain ; un petit nombre de personnes a cédé à l'évidence, et la résistance opiniâtre de la multitude a rendu, pour ainsi dire, le remède pire que le mal. Tel était l'état des choses, telle était la triste condition de l'espèce humaine en France, lorsque l'Angleterre, son implacable en nemie, suspendant un moment les effets de sa haine, vint lui tendre une main secourable. La génération présente et plus encore la postérité, conserveront le précieux souvenir du bienfait signalé dont le Traité d'Amiens a fait indirectement jouir la France ; puisque c'est pendant la négociation qui le précéda que nous vint d'Angleterre la connaissance de la découverte la plus salutaire qui ait jamais été faite pour le salut de l'humanité, la Vaccine, ou pour mieux dire l'art de détruire la petite vérole (maladie la plus redoutable en médecine), découverte par le célèbre et immortel Jenner, dont l'éloge retentit d'un bout à l'autre de l'univers habité.

Au commencement de l'an VIII, l'École de Médecine de Paris avait nommé des commissaires pour prendre des informations et se concerter avec les membres d'une commission nommée en même tems dans le sein de l'Institut National. (1) On fit quelques essais à l'Hospice de la Salpêtrière, dirigés par M. Pinel, Médecin de ce grand Hôpital, avec

---

(1) En l'an 7, MM. Valentin et Desoteux avaient fait paraître un *Traité Historique et Pratique de l'Inoculation*, dans lequel ils parlent de cette précieuse découverte. Cet Ouvrage fut soumis à l'examen de l'École de Médecine de Paris, qui le 29 floréal an 7, fit son rapport au ministre de l'Intérieur, et M. Thouret, directeur de l'École de Médecine, l'un des plus savans médecins de la capitale, termina ce rapport en disant que le *Traité* présenté par MM. Dezoteux et Valentin méritait à tous égards l'attention du ministre et que sa publicité ne pourrait que contribuer à faire rendre justice à la vaccination et à la propager.

du virus apporté à Paris par le sieur Colladon, médecin de Genêve, qui venait d'Angleterre; mais ces premières tentatives n'ayant pas eu le succès que l'on s'en était promis, on était réduit à attendre les renseignemens du docteur Aubert, qui avait été envoyé à Londres pour suivre l'Inoculation de la Vaccine, et apporter des réponses précises à la série des questions rédigées avant son départ, par les commissaires réunis de l'École de Médecine et de l'Institut national. Sur ces entrefaites, un citoyen vraiment recommandable par son zèle pour le bien public, M. Larochefoucault Liancourt arriva à Paris et assura avoir remarqué, pendant son séjour en Angleterre, les succès de l'inoculation vaccine. Il me communiqua ses idées (en dînant ensemble chez M. Daumy, directeur de la Monnaie de Toulouse,) et à plusieurs médecins de Paris qui les accueillirent avec transport ; son généreux dessein d'ouvrir une souscription à l'effet de subvenir aux frais des expériences tendantes à constater l'efficacité de la vaccine, et à introduire en France l'usage de cette nouvelle découverte, fut aussitôt accompli que proposé; la souscription eut lieu au mois de Germinal an VIII, et le 21 Floréal, les souscripteurs, parmi lesquels l'on comptait la plupart des membres du gouvernement, après avoir entendu le rapport qui leur fut fait par plusieurs d'entr'eux, arrêtèrent :

Que la maison offerte à Vaugirard par M. Colon, serait le lieu où se feraient les expériences sur la vaccine ;

Qu'un comité médical en suivrait journellement les progrès.

L'établissement de Vaugirard fut organisé promptement.

Le ministre de l'intérieur, M. Lucien Bonaparte, le préfet du département de la Seine, M. Frochot, et l'administration des hospices facilitèrent les expériences, donnèrent les ordres, chacun en ce qui les concernait, et mirent à la disposition du comité la quantité d'enfans nécessaires aux opérations dont il était chargé. Hommage à la philantropie de M. Larochefoucault Liancourt! La nation française lui doit un souvenir éternel de gratitude; elle doit un tribut non moins juste à MM. Lucien Bonaparte et Frochot, dont les noms tiennent une des premières places sur la liste des souscripteurs.

Le comité ayant reçu le virus vaccin qui fut envoyé dans une phiole remplie de gaz hydrogène, fermée avec du mercure et couverte d'une vessie, trente enfans furent vaccinés d'après les renseignemens qu'avait donnés le docteur Pearson. Dans le même tems, le Comité apprit avec une singulière satisfaction que le docteur Aubert, recommandable par ses profondes lumières et sa philantropie, que les deux commissions de l'Institut Impérial et de l'École de Médecine avaient chargé de leurs instructions, avait été très-bien reçu de MM. Jenner et Woodville, de ce dernier surtout, qui s'était fait un plaisir de l'attacher à son hôpital pour y suivre les inoculations de vaccine, et d'éclaircir tous ses doutes; M. Aubert, à son tour, fit naître au docteur Woodville le désir de se rendre à Paris. Les conférences du Traité d'Amiens facilitèrent ce projet, et le Prince de Bénévent adressa au docteur les passeports qui lui étaient indispensables. C'est de cette époque seulement que datent les premiers succès de la vaccine, et on les doit aux précautions du docteur Woodville. Cet estimable médecin avait apporté de Londres des lancettes chargées de virus vaccin; en passant à Boulogne sur Mer, il inocula deux enfans. A son arrivée à Paris, le Comité Central reprit le cours de ses opérations. De nouvelles inoculations furent faites sous les yeux et par les soins du docteur anglais ; mais le virus vaccin qu'il avait apporté à Paris n'ayant produit aucun effet, on se procura en vingt-quatre heures du fluide vaccin, aussi frais qu'il était possible de le désirer, des deux enfans que le docteur avait vaccinés à Boulogne, et qui avaient été confiés aux soins du docteur Nowel, médecin distingué de Boulogne, qui était venu de Londres avec lui; et le 20 thermidor, an VIII, le docteur Colon donna aux pères de famille l'exemple de la plus grande confiance, en faisant vacciner son fils unique âgé de onze mois, d'une constitution faible et délicate, étant de plus dans le travail de la dentition. Il est bon d'ajouter qu'on doit aussi au docteur Woodville d'avoir confirmé les premiers essais des médecins français, de leur avoir démontré le mode d'opérer usité en Angleterre, et de leur avoir fait connaître les symptômes, les progrès et les variations de cette nouvelle maladie.

Qui croirait que malgré tous les rapports authentiques présentés par une réunion d'hommes du premier mérite, qu'après l'examen le plus attentif et le plus impartial, que malgré la sollicitude paternelle du gouvernement et l'empressement désintéressé des gens de l'art, la vérité ne puisse se faire jour à travers les insinuations ténébreuses de la malignité, et que la vaccine, dont l'efficacité incontestable semble être l'effet d'une inspiration céleste, trouve plus de la moitié de la première nation du monde indifférente et ingrate envers la divine providence qui a daigné descendre à son secours ? Chez un peuple où tout ce qui a un caractère de nouveauté est accueilli avec enthousiasme, qui croirait que ce qui tend à sa conservation et à sa félicité est seul accueilli avec une espèce de défaveur et de défiance ? En offrant au public un nouvel Ouvrage sur la vaccine, je n'ai pas eu la prétention d'ajouter un nouveau poids aux décisions rendues dès longtems par le *Comité central de vaccine* établi à Paris, je n'ai eu d'autre but que de prouver au public par les rapports détaillés des médecins de Londres qu'il n'y a qu'une seule et même opinion sur les avantages de la nouvelle découverte, qui réunit au mérite de l'inoculation variolique celui de n'avoir aucun caractère contagieux, de ne susciter aucune infirmité, de n'occasionner ni mutilations, ni déformations, et de conserver à la plus agréable et à la plus douce moitié du genre humain les charmes de la fraîcheur et de la beauté. Heureux si je puis contribuer avec tous mes zélés confrères à déraciner les préjugés d'une multitude de pères de familles aveuglés par les déclamations de quelques inoculateurs et écrivains, leurs échos, qui, les uns par leurs écrits mensongers, les autres par leurs raisonnemens captieux ont retardé l'adoption de cette opération bienfaisante !

Je me suis aussi permis d'intercaler dans le corps de l'ouvrage quelques notes qui m'ont été dictées par les observations que ma pratique personnelle et mon expérience m'ont fournies.

J'ai suivi les premières opérations de l'inoculation vaccine faite à Paris par M. Colon, notre estimable confrère, le premier médecin qui fit vacciner son fils par le docteur Woodville et qui conçut ensuite le généreux dessein de transmettre le vaccin de son fils à beaucoup d'autres individus sur lesquels au bout d'un certain tems on fit l'opération des contr'épreuves varioliques (le 8 août, 1801), en présence de M. Piault, adjoint municipal du dixième arrondissement, de MM. les commissaires de la Société de Médecine, et de plusieurs médecins de la capitale. M. Colon m'ayant invité, en ma qualité de médecin, à assister à l'opération de la contre épreuve et à observer sur les douze individus placés dans mon arrondissement les effets de l'inoculation variolique, j'ai eu la preuve que sur aucun d'eux, il ne s'est manifesté le moindre indice d'éruption générale; trois n'ont éprouvé absolument aucun effet de leur inoculation, les piqûres se sont effacées promptement, sans aucune apparence de travail; sur six autres dont les piqûres étaient plus profondes et aboutissaient dans les orifices des vaisseaux absorbans, il y a eu une légère inflammation, attribuable à l'effet de l'irritation locale produite par la lésion de la peau ; et sur les trois autres les piqûres se sont couvertes d'une croute légère et très-superficielle avec un peu d'inflammation qui s'est dissipée en peu de jours. Convaincu de la propriété antivarioleuse de la vaccine ; enhardi par un résultat aussi étonnant que favorable, j'ai déterminé un grand nombre de pères de famille, dont j'étais le médecin, à faire vacciner leurs enfans, j'ai toujours obtenu les mêmes effets, et lorsque j'ai fait succéder plusieurs mois et plusieurs années après la vaccination, l'inoculation de la petite vérole, je n'ai remarqué qu'un travail absolument local sans aucune indice de réaction ou d'infection variolique, ni observé chez aucun sujet mouvement fébrile.

J'ai aussi engagé plusieurs des sujets que j'ai vaccinés à visiter des personnes attaquées de la petite vérole, afin d'obtenir la contr'épreuve par cohabitation. J'ai toujours eu la satisfaction de reconnaître que la vaccine préservait de l'infection variolique.

J'ai de même remarqué que la vaccine rendait la dentition plus facile, et que les enfans cacochymes, écrouelleux, affectés de la gourme, éprouvaient un mieux sensible du résultat de la vaccination, ce qu'il est facile d'expliquer par l'action qu'elle produit sur les organes et par l'irritation locale qui agit comme un vésicatoire.

Toutes les saisons m'ont paru également favorables à l'inoculation vaccine; celle de l'hiver m'a cependant offert un résultat plus satisfaisant, le travail des boutons étant plus sûr et plus régulier.

Lorsque j'ai rencontré des personnes qui avaient été vaccinées plusieurs fois sans succès, qui avaient la peau sèche et farineuse, je ne me suis pas découragé, et les ai engagées à se faire vacciner de nouveau ; après leur avoir fait faire ou leur avoir fait moi-même des lotions avec de l'eau tiède plusieurs jours avant l'opération et des frictions légères après, pour mettre en jeu le système absorbant. J'ai réussi par ce moyen à leur inoculer la vaccine dont le non succès provenait du peu d'action des vaisseaux lymphatiques superficiels. Aujourd'hui tous ces divers moyens sont connus. Il est démontré indubitablement que la vaccine, quand elle a parcouru régulièrement ses différentes périodes, préserve toujours de l'infection variolique et qu'il n'y a aucune raison qui puisse faire ajourner la vaccination, que l'on peut vacciner avec la plus grande sécurité à tout âge et en toutes circonstances, puisqu'un des grands avantages de la vaccine est de n'exiger presqu'aucun soin de la part des médecins et chirurgiens.

Pour déterminer les parens à donner la préférence à la vaccine sur l'inoculation variolique, nous croyons devoir ajouter les corrolaires suivans :

1°. L'un des grands inconvéniens de l'inoculation variolique est le danger de la contagion. La vaccine ne se communique que par inoculation, et ne peut se communiquer par les émanations des vaccinés ni par l'attouchement des habits, linge et autres objets qui leur ont servi. La fièvre varioleuse, même sans éruption, est contagieuse ; la fièvre vaccinale ne l'est pas.

2°. Presque tous les inoculateurs de la petite vérole faisaient préparer les sujets, la vaccine n'exige aucune préparation.

3°. L'inoculation de la petite vérole ne préserve pas toujours de ses dangers. La vaccine préserve de la variole et n'a pas de suites dangereuses.

4°. Quelques sujets périssaient de l'inoculation variolique, on n'a pas d'exemple qu'il en soit mort un seul par suite de la vaccination.

Quelques médecins ont prétendu que l'inoculation variolique ne préservait pas toujours de la petite vérole contre l'opinion des illustres praticiens Chirac, Molin en France, Méad en Angleterre, etc.; nous sommes de l'avis de ces derniers; mais il n'y a pas d'exemple avéré que la petite vérole spontanée ou artificielle ait succédé à la vraie vaccine. Il suffira de bien vacciner, et de ne pas confondre la fausse vaccine avec la vraie.

Pour empêcher une semblable méprise, nous allons citer le diagnostic

xxx

du célèbre docteur Woodville sur la fausse vaccine. (1)

« Pour s'assurer si l'enfant qu'on a
» vacciné est pour toujours à l'abri
» de la petite vérole, il est urgent de
» bien observer la marche du virus
» et son développement. Si, dès le
» second ou le troisième jour après
» l'opération, on voit paraître et s'é-
» lever rapidement une tumeur con-
» sidérable, accompagnée d'une rou-
» geur très-vive et d'une forte inflam-
» mation, on peut être certain que
» la vaccine qui se dévelopera sera
» une fausse vaccine; on en sera aussi
» assuré que si la plaie se fut séchée
» subitement, sans causer la moindre
» irritation locale. Ici la vaccine a
» une grande analogie avec le virus
» variolique dans l'inoculation. Celle-

---

(1) *Observations on The-Cow-Pox*, *pag.* 35.

» ci ne manque-t-elle pas également,
» lorsque la plaie ne s'enflamme pas,
» lorsqu'il ne se manifeste ni pustule,
» ni vésicule, et surtout quand, après
» une inflammation très-simple, on
» voit tout-à-coup la plaie suppurer
» vers le sixième ou le septième jour,
» et former un ulcère irrégulier? »

D'après l'observation de ce célèbre médecin, nous devons porter toute notre attention sur la tumeur vaccinale et le tems de son développement; nous serons donc certains d'avoir une vraie vaccine, quand les piqûres ne s'enflammeront pas avant la fin du 3e. ou 4e. jour, lorsque les pustules auront des bords arrondis, relevés, avec une dépression au centre, et qu'elles seront d'un blanc argenté, lorsque la liqueur qu'elles contiendront sera très limpide, lorsqu'un cercle rouge, d'un à deux pouces d'étendue, se manifestera le 8e. ou le 9e. jour autour de chaque pustule, en même tems que le tissu cellulaire se durcira et se gonflera au-dessous, et lorsque le 11ᵉ. ou le 12ᵉ. jour la pustule aura acquis une étendue de 4 à 5 lignes, qu'elle sera parvenue à sa maturité, que les aréoles seront amorties et que la dessication se fera du centre à la circonférence, et qu'à la place de la pustule il ne restera plus qu'une croute brune, plus ou moins noirâtre, luisante, d'une surface lisse et polie et qui conservera à son sommet la dépression centrale que l'on y a toujours remarquée, et qu'enfin le 24 ou le 25ᵉ. jour, cette croute en se détachant, laissera à la peau une impression plus ou moins profonde.

Si les détracteurs de la vaccine avaient observé la marche de la vraie vaccine, (1) ils n'auraient point

---

(1) L'expérience démontre que la Vaccine est une affection *sui generis*, une maladie indépendante et distincte de

avancé tout ce qu'ils ont écrit sur cette opération pour empêcher la pro-

la petite vérole et de tous les exanthèmes ou éruptions connues ; on a la preuve de cette assertion, non seulement dans sa marche et dans ses caractères, dans la forme particulière de la pustule, dans celle de l'aréole, de la plaque vaccinale et de la croute, mais encore dans la structure intérieure du bouton et dans les élémens du fluide que la pustule renferme.

Tout est clair, tout est simple dans la marche de la vaccine, rien n'est conjectural ; les principes en sont évidens, les faits ne peuvent être contredits avec quelqu'apparence de raison ; l'incision que l'on pratique, mérite à peine le nom d'une opération ; la douleur est à-peine sensible, l'application du fluide vaccin sur l'épiderme, légèrement piqué, n'est pas plus douloureuse ; l'action physique sur le sang est celle d'un stimulant doux et à-peine sensible : On peut donc affirmer qu'il n'existe pas en médecine de remède ni de préservatif plus sûr et qu'il n'est point de

pagation de cette découverte ; car tous les reproches faits à la vraie vaccine doivent retomber sur la fausse vaccine ou bâtarde, comme les preuves en ont été données par tous les Comités de vaccine institués en Europe.

Il ne doit plus rester aujourd'hui aucun doute sur les avantages prédominans de cette découverte inapréciable, les gens éclairés lui rendent, chaque jour, le juste tribut d'hom-

découverte plus heureuse. Tant d'avantages connus et réunis en faveur de la vaccine nous promettent de la voir bientôt étendre son influence salutaire sur toute la surface du globe : une nouvelle et nombreuse génération d'hommes sains et d'un extérieur agréable se féliciteront d'avoir été préservés des ravages d'une maladie affreuse, et l'époque de cet heureux évènement sera marquée en traits inéfaçables dans les fastes d'un règne si fécond en merveilles de toutes espèces.

mages qui lui appartient, en lui abandonnant avec sécurité le salut de leurs familles ; la majorité des médecins, ceux qu'une étude réfléchie et des expériences mûries ont évidemment convaincus de son efficacité préservative, la préconisent et la pratiquent avec un généreux dévouement. Le petit nombre de ceux qui refusent encore de se soumettre à l'évidence ne sauraient justifier leur résistance par un seul argument sérieux : les personnes insouciantes ou livrés à une dangereuse apathie, au lieu de se donner la peine d'ouvrir un livre ou de prendre le tems d'écouter une dissertation raisonnée préfèrent céder sans examen ni discussion aux conseils téméraires et dangereux de ces gens présomptueux qui se font dans la société un système de raisonner et de trancher sur tout, sans avoir d'autres élémens qu'un mauvais jargon qui dispense aujourd'hui d'argumens méthodiques et à la faveur duquel ils s'érigent en oracles des familles. Quant aux gens de l'art, s'il est vrai, comme on le dit, qu'il en existe qui mettent encore en question l'efficacité de la vaccine, je serais tenté de leur répondre avec le praticien que je traduis, que sans doute ils n'ont pas été à même de s'instruire par une expérience personnelle, ou bien que s'ils ont pratiqué sans succès la nouvelle méthode, c'est qu'ils ont négligé les règles que leur a tracées le grand maître à qui nous la devons, ou enfin que ces règles leur sont inconnues ; et alors, sans me borner à leur conseiller la lecture de ma Traduction, je leur indiquerai celle du *Rapport* rendu par *le Comité central de vaccine* (1) établi à

---

(1) Le 14 germinal au 12, par arrêté du ministre de l'intérieur, une Société pour l'extinction de la petite vérole en France, par la propagation de la vaccine

Paris, publié en 1803, et l'ouvrage du docteur Ranque intitulé : *Théorie et Pratique de l'inoculation de la vaccine*, etc., publié en l'an 9. Dans l'un, ils trouveront le relevé de toutes

a été créé, cette Société s'occupe des moyens de parvenir à l'extinction de cette cruelle maladie. Elle est composée d'hommes recommandables par leurs places et leurs lumières, et des médecins qui formaient l'ancien comité central de vaccine; elle est présidée par le ministre de l'intérieur. Il y a dans son sein un comité de quinze membres, appelé *Comité central de Vaccine*; il s'assemble tous les vendredis à l'Hospice de Vaccination, rue du Battoir St.-André-des Arcs, de trois à cinq heures; il correspond avec les comités de vaccine et les médecins des départemens : il rend compte à la Société, et chaque semaine au ministre, des faits relatifs à la vaccine.

Les demandes de fluide vaccin sont adressées sous le couvert du ministre de l'intérieur, à M. Husson, docteur en médecine, secrétaire de la Société et du comité.

les expériences faites à l'infini dans toute l'étendue de la France, pendant une espace de trois ans, celui des contr'épreuves, l'examen de quelques cas extraordinaires, attribués d'abord à l'inéficacité de la vaccine, et rapportés enfin par le fruit de l'observation et de l'étude, à leurs véritables causes qui sont évidemment reconnues entièrement étrangères aux effets de cette opération. Dans l'autre, ils trouveront un tableau historique et comparatif de l'inoculation, celui de ses avantages sur la petite vérole naturelle, terminé par celui des avantages que présente la vaccine sur l'inoculation ordinaire. Chacun de ces ouvrages scéllé du témoignage authentique des premières autorités et des praticiens les plus estimables et les plus expérimentés, leur tracera le soin qu'ils doivent apporter dans le choix du virus, le mode d'opérer, les différens développemens de cette maladie, les irrégularités accidentelles qu'elle présente et les causes de ces irrégularités. En se pénétrant bien des règles prescrites, et en s'y conformant avec une scrupuleuse attention, leurs doutes s'évanouiront à la pure clarté de l'évidence et leur opinion viendra bientôt se rallier à l'opinion générale.

Mais ce n'est pas assez du concours de l'opinion des médecins et de celle des gens instruits pour propager universellement les bienfaits de la vaccine, il reste encore à persuader la classe la plus nombreuse et en même tems la moins éclairée de la nation. Ce serait le cas, je pense, de recourir à l'influence des autorités administratives, à celle des pasteurs de l'église et non moins encore peut-être à celle dont jouit la classe des gens riches sur celle du menu peuple qui dépend d'elle en quelque sorte. Que la voix paternelle du gouvernement se fasse entendre, ses exhortations passeront bientôt dans la bouche de tous les magistrats, puis dans celle de tous les pasteurs et enfin des gens qui jouissent dans le monde de la considération que donnent le vrai mérite et l'opulence ; elles se transmettront bientôt à tous les chefs de famille, et dès lors, les sombres ténèbres de l'ignorance et du préjugé s'évanouissant à la clarté rayonnante de la vérité, les sublimes desseins de l'éternel en faveur de l'humanité souffrante s'accompliront.

Heureux *Jenner*, toi dont la providence guida les pas dans le sentier si doux de la bienfaisance, combien de fois l'œil humecté des larmes de la gratitude, ton ame attendrie s'est élevée vers le tout-puissant en actions de grâce de la faveur dont il daigna te combler : jouis avec délices du bien que tu as fait ; tous les peuples de la terre en portant avec toi leurs accens vers le ciel, garderont, d'âge en âge, le souvenir reconnaissant de ton bienfait !

TABLE DES MATIÈRES

CONTENUES DANS CET OUVRAGE.

Dédicace . . . . page	*j*
Discours préliminaire du Traducteur.	*j*
Avertissement	1
Description de la petite vérole naturelle et de ses effets meurtriers.	1
De l'inoculation de la petite vérole et de ses suites. . .	10
Description de la vaccination.	19
1. *Différence des pustules de la vaccine de celles de la petite vérole.*	21
2. *L'inoculation de la vaccine ne produit jamais de maladie éruptive comme la petite vérole, mais seulement d'ordinaire une pustule locale.* . .	22

page

3. *La vaccine ne causant qu'une seule pustule, la matière qu'elle produit n'est point resorbée dans le systéme et ne peut créer une fièvre secondaire comme cela arrive souvent dans la petite vérole, et l'affection constitutionnelle, lorsqu'elle a lieu, est aussi beaucoup plus légère que celle qui est occasionnée par la petite vérole.* 25

4. *D'après les expériences les plus multipliées, l'on peut affirmer aujourd'hui que la vaccine contractée, soit naturellement, soit par le procédé de l'inoculation, ne cause la mort..* 28

5. *La vaccine ne défigure jamais.* 29

6. *La vaccine ne produit jamais la cécité.* 35

7. *La vaccine est une maladie si bénigne qu'elle ne dé-*

page

range jamais, plus d'un ou deux jours, le malade de ses occupations habituelles, et ce, encore très-rarement. 34

Témoignages publics... . . . 39

8. *La vaccine n'occasionnant aucune interruption dans les travaux journaliers, n'entraîne à aucune dépense, puisque l'opération est presque toujours faite gratuitement.* 42

9. *La vaccine a sur l'inoculation l'avantage de pouvoir être appliquée à tous les individus sans le moindre inconvénient..* 42

I. Préjugés des classes inférieures de la société. . . . 43

II. L'existence des enfans à la mamelle étant très-fragile, un âge trop tendre n'est pas favorable à l'inoculation de la petite vérole.. . 45

III. La dentition est une épo-

	page
que peu favorable à l'inoculation.	56
IV. La vieillesse également. .	57
V. L'inoculation pendant la grossesse produit presque toujours l'avortement et la mort.	58
10. *La vaccine a sur l'inoculation de la petite vérole l'avantage de pouvoir être inoculée dans toutes les circonstances.*	59
I. Enfans en bas âge. . . .	59
II. Dentition.	59
III. Humeurs.	60

IV. Indépendamment des humeurs qui s'opposent à l'inoculation de la petite vérole, il existe un nombre infini de maladies qui venant à se déclarer pendant que l'enfant a la petite vérole ou peu de tems après sont ordinairement mortelles, il est bon d'observer que cet inconvé-

nient

	page
nient ne se rencontre pas dans la vaccination.	63
V. Grossesse.	70
IV. La Vieillesse ne forme pas un cas d'exception	71
11. La Vaccine ne laisse après elle aucune humeur maligne.	
12. L'efficacité de la vaccine comme préservatif de la petite vérole est aussi constante que celle de la petite vérole naturelle ou inoculée.	76
Inoculation de la vaccine dans le village de Lowther.	81
Bulletins.	87
Observations diverses.	87
Conséquence.	100
Progrès de la vaccine dans le Nord.	106
Lettres diverses à l'auteur.	110
Récapitulation.	126
Réponse aux objections élevées contre la vaccine.	130

d

	page
Opinions ridicules sur la vaccine, réponse là-dessus..	133
Preuve de la durée préservative de la vaccine..	144
Preuve deuxième.	id.
Preuve troisième.	145
Preuve quatrième.	id.
Prétendues exceptions et leurs causes.	146
La nécessité de la vaccination démontrée..	163
Rapport fait à la société royale Jennérienne créée pour l'extinction de la petite vérole par le Conseil de médecine, le 2 janvier 1806.	168
Avis du traducteur.	179
Supplément. Éloge d'Édouard Jenner par le docteur Lettsom, prononcé en présence de la société de médecine de de Londres.	180

Fin de la Table des Matières.

AVERTISSEMENT.

Le docteur Jenner a joui d'un avantage précieux et qu'ont bien rarement goûté les auteurs des découvertes utiles, même dans leur patrie; il a été soutenu par les bienfaits de son gouvernement, et ce qui est non moins doux, il l'a été par le zèle et les efforts de ses collègues qui se sont empressés de propager et de consolider son immortelle découverte: parmi eux, on doit distinguer le docteur Thornton qui a fait un ouvrage sur la vaccine, dont la logique triomphante m'a tellement séduit que j'ai cru rendre service à mes concitoyens, en le leur faisant connaître par une traduction fidèle qui doit servir autant à établir sa doctrine, qu'à répandre parmi nous la précieuse découverte dont je me fais gloire d'être l'ardent promoteur.

Nous nous sommes attachés à rendre fidèlement et presque servilement la pensée de l'original, et quoique nous eussions peut-être pu perfectionner la division de l'ouvrage qui a plus la forme d'un mémoire que d'un écrit régulier; nous avons cru qu'une exactitude scrupuleuse à le rendre tel qu'il est, devait principalement nous diriger, et que quand l'utilité d'un Ouvrage est complette, il est justifié sous tous les autres rapports.

PREUVES
DE
L'EFFICACITÉ
DE LA VACCINE.

La vaccine est d'un intérêt si général que je me fais un devoir de présenter au public la récapitulation des particularités principales qui ont accompagné sa découverte, et de répondre à quelques objections qu'on a depuis peu élevées contre la vaccination.

1 *Description de la petite vérole naturelle* (1) *et de ses effets meurtriers.*

De toutes les maladies dont les mé-

---

(1) Cette maladie était inconnue du tems d'Hyppocrate et de l'ancienne médecine. Elle parut d'abord en Egypte, du tems d'Omar, successeur de Mahomet. Puisque les grecs n'en avaient eu aucune connaissance ; il fallait que les Arabes l'eussent apportée de leur propre pays, et peut-être eux-mêmes l'avaient-ils reçue originairement de quelques régions Orientales plus éloignées. (*Note du traducteur.*)

decins nous ont donné la description ; il n'en est point qui produise des effets plus funestes que la petite vérole, telle qu'elle se présente souvent.

Lorsque le médecin est appellé auprès d'un malade, il peut former, sur le champ, des conjectures vraisemblables sur l'espèce de maladie prête à se déclarer, par les soupirs fréquens et les gémissemens de la personne en proie à une anxiété qu'elle ne saurait exprimer, par les douleurs qu'elle ressent dans la région de l'estomach, avec des envies de vomir, par les souffrances et les élancemens fréquens dans le dos et les reins, une lassitude générale et douloureuse, accompagnée d'un frisson violent qu'aucune chaleur extérieure ne peut dissipper, un assoupissement continuel et la perte de l'appétit.

A ces symptômes succèdent la chaleur et la soif, l'inflammation des yeux, une inquiétude continuelle, de la fréquence et de la dureté dans le pouls. Les enfans sont quelquefois attaqués de convulsions, et les adultes transpirent abondamment.

Tels sont les symptômes de cette cruelle ennemie du genre humain, qui se déclare enfin par une infinité de petites taches semblables à des piqûres de puces : elles paraissent d'abord sur le visage et se répandent successivement sur les autres parties du corps, s'enflamment, occasionnent des douleurs, et s'élèvent, insensiblement, sur la peau, sous la forme de boutons vers le cinquième ou sixième jour, ils prennent l'apparence de pustules qui contiennent une liqueur transparente, et autour desquelles il se forme de l'inflammation.

A cette période de la maladie, la gorge s'enflamme et s'irrite, l'haleine est chaude et fétide ; la déglutition difficile, la voix enrouée. Les adultes éprouvent une salivation, et les enfans ont la diarhée.

Le septième jour, les paupières se distendent et se collent l'une à l'autre, et le malade éprouve en même tems la privation de la vue, et la crainte de ne plus recouvrer ce sens précieux.

Le huitième jour, l'humeur aqueuse des pustules n'est plus qu'un pus épais, et les exhalaisons que rend le malade, sont infectes et contagieuses ; quelquefois, aulieu d'un pus jaune, il ne se manifeste qu'une serosité qui creuse les parties, et et en cause la mortification. Souvent il parait, autour des pustules, des taches violettes qui présagent la catastrophe qui s'approche. Souvent aussi des hémoragies abondantes d'un sang clair et corrompu s'écoulent de plusieurs parties du corps. La figure humaine, image de la divinité, perd tous ses traits, et présente le spectacle le plus affligeant; ce n'est plus qu'une masse de corruption. A cette époque, le sommeil qui semblerait devoir calmer un peu les souffrances du malade est court et interrompu; il s'éveille fréquemment en sursaut, comme frappé d'une frayeur extrême; et le plus souvent il passe toutes ses nuits à arracher le masque d'humeurs qui de brun foncé devient noir, et, chaque matin, offre le spectacle horrible d'un sang figé et corrompu.

Que le tableau de l'infortuné, arrachant, après bien des efforts, les ligamens dont on l'avait enveloppé pour l'empêcher de se déchirer, est triste et douloureux pour le cœur d'une tendre mère. Elle a beau regarder, elle ne peut reconnaître le caractère et les traits de son aimable enfant. — Heureuse s'il conserve la vue, et si de profondes sutures et de hideuses cicatrices ne remplacent pas ses charmantes fossettes! Dans de telles circonstances les parens allarmés consentiraient volontiers à ce que leur enfant fut privé de toutes ses graces extérieures pour le voir échapper à la mort. Mais le sort de son existence ne tient encore qu'à un fil.

Bientôt l'enflure du visage diminue, les membres, à leur tour, se tuméfient ; la fièvre, qui avait perdu quelque chose de sa première violence, reparaît de nouveau par l'absorption de la matière variolique ; et la triste victime supporte une seconde attaque que l'affaiblissement de ses forces rend plus dangereuse que la première. Le plus souvent entre les quatorzième et dix-septième jours, sur trois ou quatre personnes attaquées de la petite vérole, une d'elles trouve le soulagement de ses maux dans le sein de la mort, regardée alors comme un libérateur, loin d'être un objet de terreur et d'effroi ; ou, si la nature sort victorieuse de cette épreuve, combien elle est effrayante! Comme tous les os percent à travers la peau ! Comme les membres chancèlent ! Quelle inquiétude s'empare du malade ! Que le corps est amaigri ! Que les yeux sont languissans ! Comme la peau est livide !

Peut-être même l'impitoyable mort n'abandonne-t-elle point encore sa proie, peut-être le malade, trop-tôt félicité sur son rétablissement, succombe à une longue consomption, ou est dévoré par des ulcères rongeurs, appellés communément le mal du roi ou écrouelles.

Telle est la peinture la plus fidèle qu'on puisse offrir de cette maladie dégoûtante ; on ne pourrait trouver d'expressions assez fortes pour rendre tout ce qu'elle a de hideux et de funeste.

L'on peut se former une idée des ravages qu'exerce la petite vérole, en jettant les yeux sur les relevés de décès ; car dans Londres où le climat est tempéré, la maladie bien connue, et le traitement très habilement dirigé, il périt aujourd'hui, deux ou trois mille personnes, par année. (*Baron Dimsdale.*)

La petite vérole fut si contagieuse à Paris en 1723, que cette cruelle maladie emporta 20,000 personnes dans cette seule ville. (*Voltaire.*)

En 1768, ce même fléau moissonna à Naples 16,000 personnes, dans le cours de quelques semaines. (*Abbé Chappe.*)

En Russie, on évalue à 200,000 le nombre d'hommes enlevés chaque année par la petite vérole. (*Baron Dimsdale.*)

En Chine, où la population est immense, le nombre de ceux qui meurent de la petite vérole, la plus dégoûtante des maladies après la lèpre, est incalculable. (*Docteur Clark.*)

Ses ravages sont encore plus remarquables dans les pays nouvellement découverts, où l'on ignore les moyens de s'en garantir et la manière de la traiter.

La petite vérole fut d'abord apportée dans la nouvelle Espagne en 1520, par un nègre esclave qui suivit Narvarez dans son expédition contre Cortez. Torribio assure qu'il périt la moitié des peuplades où la maladie s'introduisit. La petite vérole fut apportée au Pérou plusieurs années après la conquête des Espagnols; elle y fut aussi très funeste aux naturels. (*Garcia Orig. p.* 88. *cité dans l'histoire d'Amérique de Roberson*, vol. III p. 400.)

Environ cinquante ans après la découverte du Pérou, la petite vérole fut importée d'Europe en Amérique par Carthagène, d'où elle se répandit dans le continent du nouveau monde, et fit périr au-delà de 100,000 indiens dans la seule province de Quito. M. de la Condamine en acquit la preuve dans un ancien manuscrit conservé dans la cathédrale de cette ville. Cet auteur remarque encore que la petite vérole ne fut pas moins funeste aux naturels, américains originaires, dans les Etablissemens portugais qui bordent la rivière des Amazones. (*Voyez son mémoire sur l'inoc. p.* 61.)

On ne vit jamais périr tant de monde au Kamtschatka, qu'en 1767, époque à laquelle un soldat y apporta la petite vérole; il périt plus de 20,000 personnes de cette maladie, et des villages entiers furent presque déserts. (*Voya. de Cook.*)

La petite vérole fut apportée dans les régions glaciales du Groenland en 1733, la mortalité de cette maladie y fut si grande que le pays fut presque dépeuplé. (*Voyez l'histoire du Groenland, par Crantz, tome* 1 *p.* 336.)

A une époque même aussi rapprochée de nous que l'année 1793, lorsque la petite vérole fut apportée à l'Isle de France, par un vaisseau Hollandais, elle y fit périr cinq mille quatre cent personnes dans l'espace de six semaines. (*Woodville, tome* 1 *page* 28.

L'on voit par là que si la petite vérole attaquait plus d'une fois la même personne dans le cours de sa vie, et que le corps fut capable de la contracter plusieurs fois comme il contracte des fièvres, des rhumes et d'autres maladies, le genre-humain n'offrirait que le spectacle effrayant de chairs meurtries, de formes hideuses, ou ce qui parait plus vraisemblable, la race humaine s'éteindrait en peu de tems, à moins que l'esprit inventeur de l'homme, assisté du secours divin, ne trouvât le secret de diminuer le danger et la difformité qu'occasionnerait une maladie si redoutable, soit par la manière de la traiter ou par quelqu'autre moyen.

Il est également démontré par les faits ci-dessus que toutes les guerres qui se sont élevées dans le monde (observation digne d'être remarquée par tout homme d'état) n'ont jamais coûté autant d'hommes à l'humanité que ce fléau destructeur n'en a dévoré ; heureusement, comme il paraît par les pages suivantes, sa malignité est aujourd'hui bien corrigée ; et, selon toutes apparences, on ne le verra plus exercer ses ravages parmi les hommes, joncher l'univers de cadavres, et ne laisser que des victimes mutilées et des parens inconsolables.

2. *De l'Inoculation de la petite vérole et et de ses suites.* (1)

---

(1) On ignore l'origine de l'inoculation, dont peut-être les premiers médecins Arabes sont les inventeurs ; l'usage d'inoculer subsiste de tems immémorial dans les pays voisins de la mer Caspienne et particulièrement en Circassie, d'où les Turcs et les Persans tirent leurs plus belles esclaves ; il y a plus de quatre-vingt-dix ans que l'inoculation fut apportée ou peut-être renouvellée dans les pays où elle est actuellement connue, par des personnes qui n'étaient rien moins que médecins. A Constantinople, c'étaient des femmes Grecques qui inoculaient ; dans le Bengale, c'etaient les Bramines ou les prêtres de ces contrées : en Amérique, sur les bords de la rivière des Amazones, c'était un carme missionnaire : à Rio Negro, un autre missionnaire : en Pensylvanie, c'était un gentilhomme qui inoculait ses esclaves, avec le plus grand succès : en Angleterre, Sutton, fameux par plus de 20,000 inoculations, était à peine chirurgien. (*Note du trad.*

Les Résultats suivans sont extraits des Tables du docteur Jurin.

AGES.	Nombre de personnes Inoculées	Nombre de celles sur lesque les l'inocula-t on a réussi.	Nombre de celles supposées mortes de l'inoculation.
D'un an................	11	11	0
D'un an à deux.....	15	14	2
De deux à trois	31	31	1
De trois à quatre ...	41	38	1
De quatre à cinq ...	33	31	1
De cinq à dix........	140	137	2
De dix à quinze......	82	76	0
De quinze à vingt....	56	50	2
De vingt à vingt-deux	62	50	0
D'un âge ignoré.....	3	2	0
Total.....	474	440	9

Après les illustres Mead, Friend, Sloane, Arbuthnot, Kirkpatrick, Ramby, Jurin a été un un des plus grands prosélites de l'inoculation en Angleterre, comme en France les célèbres Dodard, Chirac, Helvetius, Falconet, La Condamine et tant d'autres qui se sont fait un si grand nom dans les sciences, et en particulier dans la médecine.
(*Note du traducteur.*)

Nous trouvons par là que sur 474 personnes inoculées en Angleterre, neuf seulement moururent, et que l'on pouvait douter avec quelque raison que leur mort fut la conséquence de l'inoculation.

Sur trois personnes qui ont la petite vérole naturelle il en meurt ordinairement une. La différence est donc toute en faveur de l'inoculation : mais il ne s'agit pas d'examiner si cette pratique est avantageuse à quelques individus, mais si elle est un bienfait pour l'humanité en général. La mortalité occasionnée par la petite vérole en est-elle diminuée ?

Le fameux et savant docteur Heberden, dans ses observations sur l'accroissement et la diminution des différentes maladies, remarque, « qu'il a compulsé avec soin les registres de décès, et comparé les ravages occasionnés par la petite vérole parmi ses compatriotes avant et depuis l'inoculation, et qu'il a reconnu avec une peine infinie, qu'à l'époque présente, l'accroissement proportionnel des décès était comme cinq à quatre. »

Le docteur Lettsom, ayant été interrogé par le comité de la chambre des communes ; déclara que, selon lui, l'inoculation de la petite vérole, loin d'être avantageuse à la société, en général, avait considérablement augmenté le nombre des morts. Dès l'année 1773, il s'était principalement occupé de cet examen, et ses recherches fournissent plusieurs observations qui trouvent ici leur place et sont d'un grand poids par le soin qu'il a pris d'établir ses calculs et de les démontrer par des figures tracées avec clarté. L'expérience des quarante deux années qui ont précédé la découverte de l'inoculation dans ce royaume était déjà placée dans un jour frappant dans les *Transactions philosophiques* par le docteur James Jurin, défenseur zélé de l'inoculation, et dont le témoignage était parconséquent irrécusable. Ses calculs sont tirés des régistres annuels des décès ; et les quatorze années de 1686 à 1701 manquent, parce que dans les registres de ces années, les comptes de petite vérole et de rougeole n'étaient point séparés, mais réunis en un seul article ; de sorte qu'on ne pouvait trouver le nombre de personnes qui étaient mortes de la petite vérole. Il parait par ces tables que sur 1,005,279 décès dans les quarante-deux dernières années, il est mort dix sept cents quarante deux personnes de la petite vérole, au-delà du nombre proportionné, ce que prouve l'expérience des quarante-deux premières années; c'est donc dix-sept morts de plus, par mille, causées par la petite vérole, depuis que l'inoculation est en usage.

En admettant que Londres et les paroisses extérieures contiennent 1,000,000 d'ames, il évalue à 3,000 le nombre de ceux qui périssent, chaque année, ou à huit par jour; en supposant que la Grande Bretagne et l'Irlande renferment 12,000,000 d'ames, c'est donc 36,000, par année. Il meurt environ huit personnes par jour de la petite vérole dans la capitale et ses environs, ou cinquante-six par semaine.

L'inoculation de la petite vérole augmente donc le nombre des morts au-lieu de le diminuer.

Cette circonstance frappa l'esprit observateur du Baron Dimsdale, qui avait eu l'honneur d'être choisi par la société de médecine à Londres pour inoculer l'Impératrice de toutes les Russies ; le succès qu'il obtint lui valut, outre une pension, la place de conseiller d'état, et celle de médecin de sa Majesté impériale.

Quoique le Baron eut autant de motifs à taire le résultat de ses recherches, l'amour de la vérité, et sa reconnaissance envers une patrie à laquelle il devait son élévation, le portèrent, à son retour parmi ses compatriotes, à répandre l'allarme, et à montrer combien un bien apparent, était en effet préjudiciable à l'état.

« Quoique les pertes que l'inoculation occasionne ne soient pas considérables, dit-il, (la plus grande partie des personnes inoculées, recouvrant la santé,) cependant en propageant la maladie dans une plus grande proportion, qu'elle n'eut fait naturellement, il périt à Londres plus de personnes qu'avant l'usage de l'inoculation, et l'état souffre une plus grande perte ; l'inoculation est donc plus nuisible qu'avantageuse à la société. Dans les quatre dernières années qui ont précédé l'année 1776, les listes de Londres portent à deux mille cinq cents quarante quatre le nombre des personnes enlevées par la petite vérole, augmentation véritablement effrayante: l'inoculation pratiquée dans les hospices publics de Londres, propage la maladie par les personnes qui y viennent, les étrangers, les médecins, les inoculateurs les blanchisseuses ; par les voitures de place dans lesquels on promène les malades, pour leur faire prendre l'air, ou par les personnes en bonne santé qui les approchent.

« Les pauvres de Londres sont logés misérablement, ils demeurent dans des maisons mal saines situées dans des quartiers sales : ils manquent souvent des choses les plus nécessaires à la vie, et n'ont pas même de lit. Les pères et mères sont constamment occupés hors de chez eux à de rudes travaux; et ne peuvent veiller leur enfant inoculé : s'ils négligeaient leur ouvrage, ils ne pourraient se procurer le nécessaire ; ensorte que les remèdes ordonnés par le medecin ne sont jamais administrés exactement. L'air de leurs chambres est corrompu; ils n'ont ni cours, ni jardins, ni voitures dans lesquels ils puissent respirer un air frais.

« Les

« Les matelots et marins, un grand nombre d'autres personnes qui occupent de misérables baraques sur les bords de la rivière sont exposés à être attaqués de cette maladie; et, ou ils tombent malades sans secours, sans amis ; ou, atteints de la contagion, quand ils sont encore dans le port, ils l'emportent en mer, dans des vêtemens infectés, la maladie se déclare dans la suite ; et c'est alors que privés des secours de l'art, ils peuvent la propager dans des climats étrangers.

« Les gens de la campagne qui viennent à la ville pour leurs affaires, ou pour leurs plaisirs, sont tous exposés à la contagion. Les personnes allant aux Hospices publics pour cause de cette maladie, soit pour y chercher des drogues ou pour y puiser les conseils de l'art, en s'entremêlant dans les rues, augmentent, à un point excessif, le danger de la contagion ; et tous ceux qui habitent le voisinage sont dans un péril éminent de contracter la petite vérole. La disposition particulière des pauvres à se réjouir enensmble répand de plus en plus la contagion ; et lorsqu'ils sont rétablis, et qu'ils sortent avec leurs vêtemens infectés, ils ajoutent au malheur général. Les enfans toujours prêts à courir dans les rues, dès qu'ils sont guéris, pour jouer avec leur camarades y contribuent encore : c'est pourquoi les succès obtenus par l'inoculation ne sont avantageux qu'à un petit nombre d'individus ; mais ils mettent en grand danger un plus grand nombre de personnes qui sans cela y auraient été beaucoup moins exposées.

Le docteur Heberden remarque « que les pauvres forment la plus nombreuse partie de l'espèce humaine, qu'ils ne voyent que le présent, que leurs préjugés ne sont pas faciles à déraciner par des raisonnemens. De là vient que tandis que l'inoculation des riches entretient un principe continuel d'infection, ceux qui ne veulent pas ou ne peuvent pas fournir aux frais de l'inoculation sont plus exposés à contracter la maladie. La coutume de faire prendre l'air aux malades, dans les différentes périodes de la maladie, augmente encore le danger. Il résulte de là, que si, d'un côté, l'inoculation doit être regardée avec raison comme l'un des plus grands progrès qu'ait fait l'art de la médecine, de l'autre on a à gémir de ce qu'elle a propagé les calamités humaines en répandant, au delà de la proportion ordinaire, le germe de la maladie appellée petite vérole naturelle. »

Pour prouver cette assertion, nous citerons le passage suivant d'un observateur exact et laborieux, le docteur Willan, extrait de son rapport sur les maladies de Londres.

« Un enfant ayant été inoculé dans une cour, habitée par vingt ménages, où ses parens tenaient un magasin de chandelles, il en résulta, que dans cette cour, soixante-dix personnes furent attaquées de la petite vérole naturelle, quoique la saison fut douce, (c'était au mois d'Avril) ; et huit en moururent.

» Ceux-là, à leur tour, répandirent le germe d'une contagion nouvelle, de sorte que ce qui fit du bien à un particulier, occasionna un fléau public. »

Description de la Vaccination.

4e. *Jour.* Bouton naissant, contenant une matière fluide, son sommet est apparent.

8e. *Jour.* Pustule circulaire, à bords unis, plats et uniformes, contenant dans des cellules une matière fluide ; une croute au sommet, légère inflammation à la circonférence. 10e. *Jour.* La pustule a pris de l'accroissement, on apperçoit plusieurs dépressions ; ses parties centrales se convertissent en une croûte ; la liqueur est encore limpide, la croute du centre s'augmente, elle prend une couleur d'acajou ; la dureté et l'inflammation sont toujours circulaires. 13e. *Jour.* La croute du centre plus étendue, sa couleur d'acajou se rembrunit ; la circonférence de la pustule, telle qu'on l'a vue au dixième jour, entièrement changée en une croute couleur de noisette, peu ou point de fluide ; l'inflammation s'amortit. 14e. *Jour.* La pustule entière ne forme plus plus qu'une croute, couleur de noisette, environnant la croute du centre, qui a pris une couleur d'acajou foncée, peu ou point de fluide, et seulement à la circonférence, qui de bleue, qu'elle était d'abord, tire alors sur le brun. 15e. *Jour.* La pustule n'offre plus que deux croutes bien distinctes, sans matière fluide. On apperçoit un cercle blanc qui entoure la pustule, et qui est causé par la chûte de l'épiderme. 16e. *Jour*. Les cercles blancs concentriques augmentent en nombre par la même cause, la dureté et l'inflammation n'existent presque plus.

Ces symptômes, dont j'ai fait moi-même l'épreuve sur deux de mes enfans, peuvent varier selon la diversité des tempéramens, et d'autres circonstances; ils caractérisent assez exactement les développemens ordinaires des boutons vaccins. (1)

1 *On reconnait la pustule de la vaccine de celle de la petite vérole aux différences suivantes :*

Dans la petite vérole la pustule inoculée est de forme angulaire, et de nombreuses pustules l'environnent ; dans la

---

(1) Le plan que s'est prescrit l'auteur anglais le force de se borner à ces renseignemens généraux, ceux qui désireraient des détails plus étendus sur la marche irrégulière de la vaccine peuvent consulter le *Rapport* du comité central de vaccine à Paris, imprimé en 1803, page 69 et suivantes.

(*Note du traducteur.*)

vaccine la pustule a ses bords régulièrement circonscrits, et se tient solitaire ; la pustule variolique renferme d'abord un fluide, puis une matière opaque ; la pustule de la vaccine un fluide visqueux, qui ne jette jamais de pus ; les bords de l'une sont plus élevés, ceux de l'autre plus applatis ; la croute est aussi plus noire et plus ferme dans la vaccine. (*Jenner.*)

L'humeur de la vaccine, comme le jus de l'orange, est renfermée dans plusieurs cellules, celle de la petite vérole se trouve dans une seule cavité. La vaccine est la maladie des animaux, et peut leur être inoculée ; au lieu que la petite vérole semble particulière à l'espèce humaine, et ne peut être communiquée à aucun animal, ainsi que le prouvent les expériences du docteur John Hunter.

2 *Quand la vaccine est inoculée, elle ne produit jamais de maladie éruptive comme la petite vérole, mais seulement, d'ordinaire, une pustule locale.*

Le docteur Woodville dans son rapport public sur la vaccine s'exprime ainsi : « dans les deux derniers mille cas de vaccine entrepris sous ma direction, je ne vis pas un seul symptôme allarmant ; et je puis même ajouter que pendant les huit derniers mois, je n'ai pas apperçu un seul exemple de maladie occasionnée par la vaccine qui n'ait été aussi innocente que les cas les plus favorables d'inoculation variolique. Je ne doute donc pas que la vaccine ne soit une maladie bien plus douce que l'inoculation, de même que celle-ci est également bien moins dangereuse que la petite vérole naturelle. Il me semble même que, d'après les symptômes heureux qui ont constamment accompagné la vaccine, on doit la considérer comme une maladie entièrement innocente dans ses résultats. »

Le docteur Willan, dans son rapport général des maladies de Londres, déclare qu'il n'a remarqué que très-rarement des pustules sur les malades externes vaccinés à l'hôpital. Le docteur Woodville remarque également, (*Observations sur la vaccine* : p. 24) que parmi les personnes qu'il a vaccinées, dont le nombre a été très-considérable, il n'en a vu aucune qui fut attaquée de pustules semblables à celles de la petite vérole. Ma propre expérience coïncide parfaitement avec les exemples ci-dessus. Dans différentes familles que j'ai vues inoculer avec le virus vaccin, que j'avais moi-même choisi à l'hôpital et enlevé avec de nouvelles lancettes, neuf malades sur soixante ont eu des éruptions pustulaires, (1) à l'époque de la maturité du bouton formé par la piqûre. Des malades reçus à l'hospice de vaccination ont quelquefois des pustules sur le corps après que le virus vaccin leur a été inoculé sur le bras, par la raison suivante : ce sont pour la plupart des gens de la campagne, qui effrayés de voir leurs voisins, ou les personnes qu'ils fréquentent attaqués de la petite vérole, cherchent à prévenir cette maladie par les moyens de l'inoculation dans un des asiles que leur offre la charité publique; mais il est probablement trop tard : quelques-uns ont déjà pris la contagion, et auparavant que

---

(1) Un enfant eut vers le septième jour trois petites tubercules sur les bras, mais elles s'abaissèrent en deux ou trois jours. Cette légère éruption n'était autre chose que le *Scrophulus Candidus* décrit dans mon *Traité des maladies cutanées*, page 32.

le virus vaccin ait atteint la fin de son second dévelloppement, il survient une éruption de pustules varioliques de la manière accoutumée. Dans le cours de mes visites à l'hôpital, pendant que le docteur Woodville était allé remplir une mission à Paris, je remarquai quatre exemples de ce cas parmi les malades confiés à mes soins, sur lesquels les éruptions se déclarèrent à différens jours, entre le troisième et le huitième après l'inoculation. (1)

3. *La vaccine ne causant qu'une seule pustule, la matière qu'elle produit n'est point resorbée dans le systéme,* (2) *et ne*

---

(1) Ces causes donnèrent lieu à plusieurs erreurs dans les premiers rapports du docteur Woodville, car il n'est pas rare qu'il survienne des pustules lorsque le sujet est déjà atteint de la contagion de la petite vérole ou en inoculant en même tems avec la matière variolique.

(2) Si la matière vaccinale n'était point absorbée par les vaisseaux lymphatiques superficiels, comment pouvoir expliquer l'affection générale du système annoncée assez ordinairement par un petit mouvement fébrile qui se manifeste du septième au dixième jour par des maux de tête, et autres symptômes qui se dissipent assez communément dans les vingt-quatre heures. Comment aussi pouvoir expliquer la formation des boutons vaccins surnuméraires que nous avons eu occasion d'observer quelquefois. (*Note du Traducteur.*)

peut créer une fièvre secondaire, comme cela arrive souvent dans la petite vérole; et l'affection constitutionnelle, lorsqu'elle a lieu, est aussi beaucoup plus légère que celle qui est occasionnée par la petite vérole.

La petite vérole soit naturelle soit inoculée, se déclare ordinairement par des convulsions dans les enfans de tout âge. « Représentez-vous, » dit le docteur Macdonald, « un de ces petits innocens martyrs en proie à cette maladie, et couvert d'un ulcère général, près d'être suffoqué, faisant entendre des cris étouffés par les plus cruelles douleurs ; voyez comme l'écume sort de ses lèvres ; écoutez le grincement de ses dents ; il pousse en dehors une langue horriblement chargée de pustules ! Quelles terribles convulsions l'agitent ! Ses faibles membres se tordent, se contournent et menacent de se disloquer ; tout son corps se recourbe, il s'élève et retombe de nouveau !... Ces accès augmentent d'abord, ils cessent ensuite, mais hélas, pour revenir avec plus de violence qu'auparavant... l'infortuné implore du secours, mais envain, de nouvelles convulsions le saisissent ; il écume, se débat, soupire, soupire encore et meurt dans cette cruelle agonie. »

La vaccine n'occasionne jamais de convulsions.

Elle n'est jamais accompagnée de mal de gorge ni de la diarhée.

Sa présence dans le corps peut être marquée par une fièvre d'un jour ou deux, mais elle ne doit exciter aucune crainte, car elle ne présente aucun danger, et l'affection constitutionnelle se calme bientôt. Dans la petite vérole, il survient souvent une fièvre secondaire plus à craindre que la première. Lorsque les parens se persuadent que tout danger est passé, que les yeux du malade commencent à s'ouvrir, que l'enflure des membres diminue, que le retour de la raison, de l'appétit semblent devoir enfin éloigner toutes les craintes, le calme trompeur n'est souvent que le prélude d'une scène plus terrible ; la matière variolique resorbée occasionne un nouvel effort de la nature, qui se trouvant déjà affaiblie par les premières attaques, assaillie de toutes parts par le poison qui circule, incapable de résister plus longtems , succombe enfin sous les coups renouvellés de son puissant ennemi.

4. *D'après les expériences les plus multipliées , l'on peut affirmer aujourd'hui que la vaccine contractée, soit naturellement , soit par le procédé de l'inoculation , ne cause jamais la mort.*

La vaccine ne cause jamais la mort; il n'est pas rare que la petite vérole naturelle ou inoculée la cause. Si tout le mérite de l'inoculation de la vaccine consistait en ce seul avantage, on pourrait la regarder comme une des plus grandes découvertes qu'on ait jamais faites. La vaccine ne cause jamais la mort !... Glorieuse nouvelle ! Heureuse annonce ! -- Moi, qui ai perdu par l'inoculation variolique l'aîné de mes fils ; enfant qui non seulement aux yeux de ses parens, mais à ceux de toutes les personnes qui le connaissaient, promettait de combler tous les désirs, j'ai un juste droit à me réjouir de la précieuse découverte du docteur Jenner ! Dans mon chapitre des symptômes et des ravages de la petite vérole, j'ai tracé d'une main tremblante combien ses traits charmans étaient défigurés et quelles ont été ses souffrances lorsqu'une mort prématurée me l'a enlevé !... Ce tableau est si fidèle, que j'ai vu souvent couler les larmes des yeux des lecteurs à qui il rappellait la perte de quelque enfant chéri enlevé par cette cruelle maladie, ou celle d'un de leurs parens ou amis. Mes larmes sont maintenant essuyés, puissent les leurs se sécher également par la perspective flatteuse de l'amélioration actuelle de la condition humaine !

5. *La vaccine ne défigure jamais.*

Tous ceux qui ont quelques sentimens de goût un peu délicats, qui regardent le visage de l'homme comme le chef-d'œuvre du créateur, et sont persuadés que les charmes du sexe sont destinés par le Tout-Puissant à embellir notre fugitive et frêle existence, payeront un juste tribut d'éloges au procédé découvert par le docteur Jenner qui ne défigure jamais, comme le fait souvent la petite vérole naturelle ou inoculée. Quoique l'on ne doive pas s'attacher uniquement aux qualités physiques; je demande quel est le père qui ne souhaite pas que ses filles possèdent une ame pure et sans tache sous une envellope ornée de tous les charmes de la nature ? N'est-ce pas souvent à la première vue que le cœur s'enflamme, et que deux êtres destinés par la providence à faire leur bonheur mutuel, s'unissent l'un à l'autre par les nœuds sacrés de l'hymen ? Mais lorsque les traits sont entièrement défigurés, que le nez se retire endedans, que des taches couvrent les yeux, et qu'une cicatrice hideuse traverse les joues décolorées, les sentimens de sensibilité se répriment à la vue des ruines de la beauté ; et toutes les idées de mariage disparaissent, lorsqu'elles sont dégagées de tout esprit d'intérêt ! Qu'il me soit permis de citer ici un passage de *l'Hygée* du docteur Beddoes. « Quelle impression, » dit ce docteur éclairé, « ne fera pas sur le spectateur, un corps languissant, dénué de force, gravé par la petite vérole de cicatrices scrophuleuses et de ces marques que la débauche imprime sur le visage ? N'est-il point, généralement, disposé à se détourner avec peine d'un tel spectacle ? Ou si la politesse l'oblige à déguiser ses sentimens, n'en sont-ils pas plus vifs pour être reprimés ? Et quels effets ces marques de répugnance doivent-elles produire sur celui qui en est l'objet ? Au lieu d'avoir recours, pour répondre à cette question, aux argumens qui expliquent la manière dont se forment nos habitudes, je ferai parler un habile observateur, qui se trouvait lui-même dans ce cas. Feu le professeur Georges Busch, dont la ville de Hambourg vient d'honorer publiquement la mémoire, rapporte qu'il eut la petite vérole à l'âge de neuf ans, et que quoiqu'elle ne fût point très dangereuse, elle lui laissa des traces qui le défigurèrent de la manière la plus horrible. « J'ai été depuis informé, » dit ce philosophe, « qu'avant cette maladie, j'avais un extérieur très-agréable ; pour moi je n'y avais jamais fait attention ; mais une chose à laquelle il me fut impossible de ne pas prendre garde, c'est que, depuis ce tems, je m'apperçus que les gens qui venaient nous rendre visite, n'avaient plus pour moi ces tendres prévénances qui portent un enfant à désirer de plaire, quoiqu'ils en eussent toujours pour mes frères et mes sœurs dont les traits n'avaient point été défigurés par la petite vérole : tous les petits jeux auxquels ma vivacité se plaisait, ne pouvaient qu'être accomplis avec mauvaise grace par un pauvre petit grêlé comme moi, à qui les maîtres de danse n'avaient point appris à se tenir droit, et à placer comme il faut sa tête sur ses épaules.

» Je remarquerai aussi qu'à cette époque, la principale partie de l'éducation consistait à reprimander et à fustiger les enfans, aussi m'épargnait-on bien moins que les autres. Lorsque mes père et mère, qui seuls me traitaient avec bonté, me conduisirent à Haarbourg, ma grand'mère et une grand'tante reçurent si mal le pauvre Georges, que mes parens ne voulurent plus que je retournasse chez eux. Pour mon grand père, il avait pour moi beaucoup d'amitié ; mais comme il était aveugle, il ne pouvait me juger par l'extérieur. »

Il semble par cette histoire, et surtout par la maladie hypochondriaque dont le docteur Georges Busch fut atteint par la suite, que cet homme, si recommandable par ses talens et sa capacité, ne guérit jamais de la blessure faite à son esprit encore enfant. Que doivent donc attendre, dans un âge avancé, ceux qui n'ont presqu'aucune ressource, et qui se trouvent dans une situation peu fortunée ?

6. *La vaccine ne produit jamais la cécité*

Il est à peine nécessaire de parler des avantages de la vaccine sur la petite vérole dans le cas ci-dessus. La perte irréparable du sens de la vue qu'occasionnent souvent les pustules varioliques qui se fixent sur les yeux, est trop sensible pour qu'on ait besoin de s'étendre plus au long sur ce sujet. Sur quel ton plaintif et touchant le célebre et infortuné Milton déplore la perte de ses yeux !

...» Ainsi le cours des ans ramène
» la belle saison; mais hélas elle ne renait
» plus pour moi. Le spectacle d'un beau
» jour, celui de l'aurore et du crépuscule,
» la vue des fleurs printannières et des roses

» de l'été, celle des bergers et de leurs trou-
» peaux, la vue même de l'homme, image
» de la divinité, me sont ravis pour ja-
» mais. Je suis environné d'un nuage épais
» et d'une obscurité éternelle, le doux
» attrait du commerce de mes semblables
» est perdu pour moi ; le livre charmant
» de la nature ne m'offre que des pages
» blanches, ses magnifiques ouvrages n'e-
» xistent plus pour moi ; et les portes du
» temple de la sagesse me sont fermées. »

7. *La vaccine est une maladie si bégnigne, qu'elle ne dérange jamais, plus d'un ou deux jours, le malade de ses occupations habituelles, et ce, encore très-rarement.*

Cet avantage de la vaccine sur l'inoculation, est d'une grande importance, surtout dans les armées de terre et de mer.

En juillet, 1800, le docteur Marshall, assisté du docteur John Walker, fit part au Comité de la chambre des communes qu'il avait introduit la vaccine sur le vaisseau de sa majesté l'Endymion ; onze personnes de l'équipage furent vaccinées, et vaquèrent à leurs travaux ordinaires pendant le cours de la maladie ; recevant leur ration accoutumée de vin et de nourriture. Il vaccina aussi ceux des soldats de la garnison de Gibraltar, qui n'avaient pas eu la petite vérole ; à cette époque, la peste empêchait la garnison de recevoir les provisions fraîches qu'elle a coutume de tirer de Barbarie ; et toutes communications avec l'Espagne étant interdites par la guerre, leur nourriture consistait principalement en viandes salées envoyées d'Angleterre, et ils se livraient généralement à l'usage des vins nouveaux : ce régime, joint aux excès auxquels les soldats ont coutume de se livrer, mit la vaccine à une rude épreuve, sur-tout si l'on considère que ceux qui avaient été vaccinés n'en continuaient pas moins leurs exercices militaires accoutumés ; et loin que la vaccine y mit quelque obstacle, il n'y eut pas un seul cas qui nécessitât un nouvel appareil sur la partie vaccinée, quoique la chaleur de l'atmosphère montât au-delà de quatre-vingt-dix degrés ; ce qu'attestait un certificat du chirurgien-major. La vaccination a obtenu le même succès à Minorque, où on l'a pratiquée aussi généralement parmi les habitans, et où les médecins ont appris à l'administrer.

Tous les matelots de la flotte aux ordres de l'amiral Keith qui n'avaient point eu la petite vérole ont aussi été vaccinés. A Malte, on en a également introduit l'usage, tant parmi les troupes que parmi les habitans ; et le gouverneur a établi un hôpital appelé *établissement Jennerien* pour la vaccination des pauvres. Les ravages de la petite vérole avaient toujours été terribles dans cette isle ; quelques militaires de service au port avaient eu la petite vérole à bord des bâtimens, et il venait d'en périr plusieurs. Cet évènement alarma l'amiral et général sir Ralph Abercrombie, et il donna aussitôt des ordres généraux pour la vaccination des marins et soldats sous son commandement qui n'avaient pas eu la petite vérole. Le gouverneur de Malte, Alexandre Ball, donna un certificat, signé de sa main, qui confirme les faits ci-dessus. En Sicile la petite vérole était, s'il est possible, encore plus funeste qu'à Malte : le nombre de personnes qu'elle moissonna dans l'année qui précéda l'arrivée du docteur Marslhall, allait au-delà de huit mille dans la seule ville de Palerme. L'introduction de la vaccine y fut donc reçue avec enthousiasme, et sa majesté Sicilienne y établit un hôpital semblable à celui de Malte. Quoique la petite vérole reparut dans la ville, peu de tems après son arrivée, ses progrès furent arrêtés par la vaccine, dont l'usage se répandit dans l'isle entière. Les avantages que Palerme recueillait de la vaccine, inspirèrent le désir de l'introduire à Naples où la petite vérole a toujours été regardée comme très funeste. Sa majesté y fit également établir un hôpital, et l'usage de la vaccine se propagea promptement dans tout le royaume, par l'ordre qu'elle donna de faire vacciner les enfans, et d'envoyer des chirurgiens de chaque province à l'hôpital de Naples pour s'instruire de la manière de pratiquer cette opération et la répandre dans leur pays. A son départ de Naples le docteur reçut des témoignages honorables de satisfaction de la part de sa majesté Sicilienne, dont il donna communication à la chambre. Il propagea également l'usage de la vaccine dans d'autres pays de l'Europe, à Rome, à Livourne, Gênes ; et toutes ses expériences l'assurèrent qu'elle arrêtait l'infection de la petite vérole. Il reconnut qu'avant ce tems on n'avait jamais connu cette méthode d'inoculer dans ces pays ; et il rapporte, comme une preuve de l'incrédulité des médecins de Naples, les épreuves qu'ils firent aussitôt après son arrivée, et à son insçu, dans l'hôpital des Enfans-Trouvés, où ils commencèrent par vacciner un grand nombre d'enfans ; et lorsqu'ils furent rétablis, *ils les exposèrent à tous les genres possibles d'infection de la petite vérole, soit en les inoculant, soit en les faisant coucher avec des personnes attaquées de la petite vérole.* Cette épreuve qui fixa l'attention de toute la ville, établit tout-à-fait la réputation de la vaccine ; et les médecins envoyèrent au docteur une députation, pour lui exprimer la conviction où ils étaient de l'efficacité de cette découverte.

TÉMOIGNAGES PUBLICS.

A bord du Foudroyant, Malte, 9 décembre 1800.

Aux capitaines de vaisseaux.

« La petite vérole s'étant déclarée sur le
» bâtiment l'*Alexandre* et sur d'autres vais-
» seaux de la flotte, le commandant en chef
» croit devoir rappeler aux capitaines res-
» pectifs de se conformer au bulletin géné-
» ral du 19 octobre dernier, et recommande
» la prompte application du mode de trai-
» tement excellent et salutaire des docteurs
» Marshall et Walker, dont l'expérience a
» eu les plus heureux effets à bord du Fou-
» droyant et sur d'autres bâtimens, en ar-
» rêtant les terribles ravages de la petite
» vérole, dont on peut aujourd'hui se pré-
» server sans le moindre danger.

» Par ordre du vice-amiral,

» *Signé* WILLIAM YOUNG. »

« Je certifie par le présent que les doc-
» teurs Marshall et Walker ont administré

» l'inoculation vaccine à tous les gens des
» équipages des vaisseaux de sa majesté,
» sous mon commandement à Gibraltar,
» Minorque, Malte, au port de Marmorice
» et à la côte d'Egypte, qui ont voulu se
» soumettre à cette opération; que ces Mes-
» sieurs ont montré le plus grand zèle pour
» étendre l'usage de cette pratique, et ap-
» porté les soins les plus infatigables à son
» heureuse application, et que, d'après les
» renseignemens qui m'ont été fournis de
» tous côtés, leurs travaux ont été cou-
» ronnés d'un plein succès.

« » Donné de ma main, à bord du vaisseau
» de sa majesté le Foudroyant, dans la
» rade d'Aboukir, le 29 mars 1801.

» KEITH. »

Du camp, à quatre milles d'Alexandrie; 11 avril 1801.

« Je certifie, par le présent, que les doc-
» teurs Marshall et Walker, ont été atta-
» chés à l'hôpital de Malte pour vacciner
» les régimens destinés à l'expédition d'E-
» gypte, conformément aux ordres du der-

» nier commandant en chef sir Ralph Aber-
» crombie, époque à laquelle la petite
» vérole s'était déclarée sur la flotte, et
» exerçait beaucoup de ravages.

» Que le docteur Walker, avec l'ap-
» probation du général en chef, suivit
» l'expédition en Egypte, et y fit l'opéra-
» tion de la vaccine dans l'armée, que son
» effet fut d'arrêter les progrès de la petite
» vérole, les soldats qui s'y étaient sou-
» mis ayant été préservés de cette maladie,
» et n'ayant point discontinué le service,
» tandis que le petit nombre de ceux qu'y
» s'y refusèrent, tombèrent malades. Que
» tout récemment ses services nous ont été
» d'un grand secours dans une circonstance
» particulière, où il a d'abord partagé les
» fonctions du chirurgien de la brigade du
» port, qu'il a ensuite remplacé entière-
» ment, lorsque sir Sydney Smith a jugé à
» propos de requérir les soins de ce chirur-
» gien, à quelque distance du camp.

» Le major-général Hutchinson éprouve
» une satisfaction véritable à recommander
» les docteurs Marshall et Walker, (dont
» le zèle infatigable est au-dessus de tous
» éloges) à son altesse royale le duc d'York,

» qui a toujours pris le plus vif intérêt à
» tout ce qui peut améliorer la condition
» du soldat.

« J. HELY HUTCHINSON, major-
général. »

8. *La vaccine n'occasionnant aucune
interruption dans les travaux journaliers,
n'entraîne à aucune dépense puisque
l'opération est presque toujours faite
gratuitement.*

La petite vérole est une maladie grave.
La préparation qu'exige l'inoculation, l'i-
noculation elle-même, le traitement de la
maladie, celui de la convalescence joint à
la nécessité absolue où est le malade de
garder le lit, sont autant d'occasions de
dépense que beaucoup de gens ne veulent
ou ne peuvent pas supporter.

9. *La vaccine a sur l'inoculation l'avantage de pouvoir être appliquée à tous les
individus sans le moindre inconvénient.*

Les obstacles qui s'opposent à l'inoculation générale de la petite vérole sont tels,

qu'il est de toute probabilité qu'on ne pourrait parvenir à un succès complet dans son application.

1. *Préjugés des classes inférieures de la société.*

Le calculateur indifférent peut apprécier les avantages que la société retire de l'inoculation, et supputer le nombre comparatif des morts causés par la petite vérole et par l'inoculation ; mais comme il ne peut nier que l'inoculation ne fasse périr quelques personnes, une mère tendre raisonnera de la sorte avec elle même : puis-je donc consentir à exposer mon fils à une opération qui peut me l'enlever?.... S'il vient à mourir, comment pourrai-je me le pardonner ? Ne sera-ce pas anticiper un malheur qui peut-être ne serait jamais arrivé ? De quel droit le ferais-je ? Est-il bien certain qu'il aura la petite vérole ? Et si un tel malheur arrivait, et qu'il succombât aux attaques du mal, pleine de confiance dans la providence, je n'aurais du moins aucun reproche à me faire.

En vain le praticien chercherait à opposer à ces suggestions naturelles d'un esprit faible;

1°. Que si l'enfant vient à mourir par l'effet de l'inoculation, la mère n'a rien à se reprocher, parce qu'elle n'a fait que son devoir;

2°. Que si la découverte de l'inoculation n'était pas une inspiration du ciel, elle n'aurait pas la vertu extraordinaire d'empêcher la déclaration de la petite vérole, et, en même tems, d'être beaucoup moins dangereuse que cette maladie.

Plus l'esprit de la personne est couvert des ténèbres de l'ignorance, plus elle se refusera à la conviction, et comme le dit Hudibras:

« Celui à qui l'on donne une conviction
» contraire à ses vœux, persiste avec opi-
» niâtreté dans son opinion. »

Dans ce cas, tous les raisonnemens sont superflus, et l'on perdrait ses peines à vouloir ramener l'esprit récalcitrant à d'autres sentimens; aussi la plus grande partie des hommes seront-ils toujours opposés à l'inoculation, le danger de mourir que court la personne inoculée étant le plus puissant obstacle contre son usage général.

2. L'existence des enfans à la mamelle étant très fragile, un âge trop tendre n'est pas favorable à l'inoculation de de la petite vérole.

Plusieurs savans médecins ont dirigé leur attention sur ce sujet, et se sont efforcés d'en rendre compte. Voici comment s'exprime le docteur Percival.

« Le grand nombre de maladies auxquelles les enfans sont exposés, rend chez eux l'inoculation dangereuse. Hyppocrate disait il y a deux mille ans, *œtatibus morbosissimi sunt juniores*. Et quand l'on considère les révolutions considérables et subites, soit intérieures, soit extérieures, qu'ils subissent à leur naissance; la délicatesse étonnante et la laxité de leurs membres, et leur extrême irritabilité, qui peut-être en provient; la quantité de leurs sécrétions glanduleuses, joints à l'extrême difficulté de conserver cet équilibre, dont le moindre dérangement les affecte, c'est même un sujet d'étonnement qu'ils puissent vivre dans une position en apparence si critique. A peine le petit nefant voit-il la lumière, qu'il donne des signes d'indisposition par son agitation, son anxiété, ses cris, et ses vomissemens; par l'enflure de son ventre; et quelquefois par des convulsions. Ces effets sont produits par le poids du *meconium* dont son estomach et ses intestins sont surchargés et cessent généralement quand ces organes se sont doucement débarassés. La jaunisse succède immédiatement, et est quelquefois accompagnée d'une acrimonie d'humeurs, qu'il est facile d'appercevoir par l'éruption de petites pustules rouges dont la peau est toute couverte. Les aphthes, ou (*pustulæ oris infantum*) des tranchées et des convulsions attaquent la plus grande partie des enfans, sans période déterminée, soit les uns après les autres, soit tous ensemble, selon qu'ils sont plus sujets aux causes qui les produisent. La croissance trop prompte des enfans, dans les premières années de leur vie, est également la cause d'indispositions nombreuses, malgré les voies que la nature leur a préparées pour résister à ces attaques; cela vient du relâchement du genre glanduleux; et comme la plupart de ces causes continuent à exercer leur influence après la naissance, quoique dans un moindre dégré, la croissance de l'enfant est toujours prompte, il se forme des réplétions, qui dans l'état de santé sont enlevées, par l'une ou l'autre des excrétions glanduleuses. Mais si celles ci sont trop abondantes ou qu'elles viennent à manquer, il en résulte nécessairement des maladies ; et un juste équilibre ne saurait se conserver long-tems dans des sujets si faibles, si délicats et si irritables. Si les excrétions sont imparfaites l'enfant a tous les maux qu'entraîne la réplétion ; il devient fièvreux, lourd, léthargique ; son estomach est dérangé, ses intestins sont chargés de vents ; et s'il est constipé, des convulsions l'agitent ; d'un autre côté, si les excrétions sont trop abondantes, il survient une diarhée, des aphthes, des tranchés et des coliques ; et l'irritation violente ne manque jamais d'occasionner des attaques d'épilepsie. Par ce léger apperçu de la première periode de l'enfance, il doit paraître demontré que l'inoculation n'est pas propre à être appliquée à un âge si tendre. La nature, alors faible et irritable, peut à peine resister aux maladies qui l'assiègent ordinairement. Il est donc également cruel et injuste d'en augmenter le nombre. Car il est démontré par les registres mortuaires que les deux tiers des enfans meurent avant d'avoir atteint l'âge de deux ans ; et je suis persuadé que le plus grand nombre de ceux-ci ne passent point six semaines.

Les craintes et les inquiétudes de la mère, excités au moment où ses forces ont été épuisées par les douleurs de l'enfantement, et lorsqu'elle doit éviter avec soin toute impression désagréable, ne peut manquer de gâter son lait ; c'est encore un motif puissant contre l'inoculation des enfans à la mamelle. Si l'on donne une nourrice à l'enfant, il est possible que son lait ne lui convienne point ; elle peut être indisposée à l'époque de l'inoculation, donner dans quelques excès de table, ou être agitée par quelque passion violente: une seule de ces causes aggravera les symptômes, et augmentera le danger de la maladie artificielle de l'enfant. Un praticien savant et expérimenté a observé que les jeunes enfans ont, d'ordinaire, une plus grande quantité de boutons par l'inoculation, que ceux qui sont plus avancés en âge ; et que cette circonstance jointe à la quantité d'enfans qui meurent de l'inoculation, doit faire abolir l'usage de cette pratique sur des sujets si délicats. Il n'est pas facile d'expliquer si la grande irritabilité des petits enfans les dispose à être plus affectés du miasme variolique que ceux qui ont déjà atteint l'âge de deux ou trois ans ; ou si la plus forte éruption auxquels ils sont sujets, provient de la quantité, à proportion beaucoup plus considérable, de leurs fluides; je n'essayerai pas de prononcer ; les deux causes peuvent également produire cet effet; la première en excitant une plus grande et une plus prompte contraction du cœur, et du système vasculaire; l'autre en fournissant plus d'aliment au germe variolique. L'on peut peut-être expliquer par le même principe pourquoi d'autres éruptions sont aussi plus violentes chez les enfans en bas âge, que chez ceux d'un âge plus avancé.

Un grand nombre de ceux qui meurent de la petite vérole naturelle, pendant l'éruption variolique, sont des enfans, la plupart encore à la mamelle. Cela ne vient point, comme le suppose le docteur Kirkpatrick, de l'extrême faiblesse du *vis vitæ* des enfans ; car la contraction de leur cœur est proportionnellement beaucoup plus forte que dans les adultes, comme le prouve leur prompte croissance ; mais plutôt de l'extrême irritabilité du genre nerveux. Delà les accès convulsifs qui précèdent souvent l'apparence des pustules, et qui, quoique Sydenham les regarde comme des symptômes peu fâcheux, sont toujours très-alarmans et souvent mortels, lorsqu'ils se manifestent chez des enfans en bas âge.

Si la bouche ou la gorge sont tellement chargées de pustules qu'elles empêchent l'enfant de téter, selon toutes probabilités, la maladie deviendra mortelle. Quelques boutons dans ces parties sont mêmes très-incommodes et dangereux chez les enfans ; car outre la douleur qu'ils leur causent, ils dégénèrent souvent en ulcères qui sont d'un très-mauvais présage. Dans ces circonstances, les cris sourds et les gémissemens d'un enfant jettent également dans l'embarras et dans l'affliction.

Les enfans atteints de maladies cutanées sont généralement regardés comme des sujets peu propres à l'inoculation, et l'enfance étant presque toujours affligée d'éruptions sur la peau, est une époque peu favorable pour pratiquer l'inoculation de la petite vérole.

L'épaisseur des tégumens des enfans, provenant de la quantité de fluide dont leurs fibres sont entremêlées, qui rend leur peau douce et œdemateuse au toucher, et l'insuffisance de transpiration, qui résulte chez eux du défaut d'exercice, sont encore des obstacles à l'inoculation dans un âge trop tendre.

Mais la raison la plus forte qu'on puisse apporter contre cet usage, c'est le mauvais succès qui a accompagné l'inoculation des enfans en bas âge; car il appert par le rapport du docteur Jurin sur les progrès de l'inoculation dans la Grande-Bretagne, depuis l'année 1721 jusqu'en 1726, continué par le docteur Schenchzer jusqu'en 1728; que sur cinquante-huit enfans de l'âge de deux ans qui furent inoculés, il en est mort six; tandis que sur deux cents vingt-un inoculés de l'âge de deux à cinq ans, il n'en est mort que trois.

C'est une opinion trop générale, dit le

savant auteur, le docteur Underwood, dans son *Traité des Maladies des Enfans*, qu'un enfant encore à la mamelle soit un sujet propre à l'inoculation, et les médecins ont toutes les peines du monde à désabuser les parens sur ce point. On dit donc que les enfans n'ont point d'humeurs, que leur sang est pur et balsamique, que leur nourriture est innocente, et qu'ils sont à l'abri des violentes passions qui agitent l'esprit de l'homme fait ; mais leur extrême délicatesse, leur disposition à être attaqués de convulsions, et le peu de résistance qu'ils opposent à la maladie, quand ils en sont atteints, contrebalancent tous ces avantages ; et voici d'ordinaire le résultat des effets de la petite vérole : si les enfans ont une petite vérole bénigne, soit naturelle, soit inoculée, il est rare qu'ils succombent dans l'accès qui accompagne l'éruption ; mais si la petite vérole est d'une nature confluente ou maligne, ils n'en réchappent presque jamais. Une raison particulière de ne point inoculer les enfans à la mamelle, c'est qu'étant nécessairement couchés sur les bras de la mère ou de la nourrice, sur-tout durant la nuit ; la chaleur les expose à une éruption beaucoup plus abondante que les enfans déjà sévrés. J'en ai vu la preuve convaincante chez un enfant que sa mère ne pouvait allaiter que du côté droit, il en résulta que cet enfant eut une éruption très-violente du côté gauche, quoique les pustules fussent bien distinctes, tandis que l'autre côté n'eut qu'une éruption légère. Néanmoins, cet enfant succomba à la fièvre secondaire au bout de cinq à six semaines, quoiqu'âgé d'environ deux ans ; le seul qui, à ma connaissance, soit mort de l'inoculation à un âge si avancé. M. Moss rapporte un exemple semblable : n'ayant pu persuader à une jeune femme, qu'il avait inoculée, d'éloigner ses pieds, qu'elle avait très-froids, des cendres brûlantes d'un foyer ardent, ils furent tellement chargés de pustules à l'époque de l'éruption, qu'ils semblaient couverts d'un large vésicatoire, quoique la maladie n'eut aucun caractère grave, et que les autres endroits du corps n'eussent que de très-légères éruptions.

« Je sais, » continue le docteur Underwood, « qu'un grand nombre d'enfans sont inoculés très-jeunes, dans le mois même de leur naissance, et qu'en général l'opération réussit ; mais cette pratique, qui est très fréquente parmi les chirurgiens d'un grand mérite, est due aux importunités des parens et à leurs craintes de la contagion. Il est donc, de mon devoir de déclarer, que bien qu'il meurt peu d'enfans par l'inoculation, les renseignemens que je me suis procuré m'ont assuré que le plus grand nombre de ceux qui succombent sont des enfans âgés d'environ cinq à six mois. L'on a été à même d'acquérir une preuve frappante de cette disproportion dans l'inoculation générale qui eut lieu à Luton lors des ravages d'une petite vérole maligne qui emportait la moitié de ceux qui avaient la maladie naturelle. Au milieu de cette catastrophe, douze cents cinquante pauvres furent inoculés par les soins charitables de l'honorable et révérend M. William Stuart, beaucoup d'entre eux refusèrent tous les remèdes préparatoires, et continuèrent l'usage des liqueurs fortes : néanmoins, sur ces douze cents cinquante, il n'en mourut que cinq...., et ce ne fut que parmi les enfans de quatre mois environ. Peu de tems après, l'on inocula, dans le voisinage, sept cents adultes d'une classe supérieure, et le résultat fut, sans exception aussi satisfaisant que le premier. Il est évident, ce me semble, par cet exposé, que l'inoculation doit être généralement différée jusqu'à l'époque où l'enfant a perdu ses premières dents.

Le docteur Macdonnal remarque, avec raison, que la mort des enfans a souvent lieu dans les circonstances les plus affligeantes.

« J'ai sous les yeux l'exemple de deux familles infortunées. Dans l'une, un père et ses quatre enfans furent inoculés de la petite vérole : l'éruption annonçait une petite vérole confluente, deux des enfans moururent. Dans l'autre, une jeune veuve perdit son époux, âgé seulement de vingt-quatre ans. Il ne lui restait, dans son malheur, pour toute consolation, qu'un enfant qu'elle allaitait. Quelque tems après, la petite vérole vint exercer ses ravages dans la ville où elle demeurait; ses amis lui conseillèrent de faire inoculer son petit garçon : elle eût beaucoup de peine à s'y décider, comme si elle eut pressenti le malheur qui la menaçait; ses craintes n'étaient, hélas, que trop bien fondées! La veille de l'éruption, l'enfant fut saisi d'accès convulsifs, et expira le dixième jour de la maladie.

« Il ne lui reste qu'un seul enfant, sa dernière
» espérance ; elle l'embrasse et le réchauffe contre
» son sein. Fille du malheur, avant que l'aurore nais-
» sante te voie encore presser contre tes blanches
» mamelles le nourisson que tu couvres de baisers,
» il aura expiré dans tes bras : ses membres seront
» glacés par le froid de la mort ; et il ne demandera
» plus le sein de ta tendresse maternelle. » DAWKINS.

III. *La dentition est une époque peu favorable à l'inoculation.*

La petite vérole se déclare ordinairement par des accès convulsifs dans les enfans de tout âge. L'époque de la pousse des dents occasionnant des convulsions, qui souvent deviennent funestes, un médecin habile se gardera bien d'ajouter à un danger, déjà imminent, celui de l'inoculation d'une maladie aussi terrible que mortelle.

L'on ne peut nier, dit mon éloquent et savant ami, le docteur Macdonnal, que l'inoculation n'ait donné aux hommes le moyen le plus certain de diminuer et d'éviter le danger d'une maladie affligeante ; cependant, malgré ses heureux effets, l'inoculation de la petite vérole est souvent accompagnée de symptômes qui donnent de justes sujets d'alarmes, et qui sont quelquefois mortels, nonobstant l'application des meilleurs remèdes.

Si je rapportais les scènes affligeantes qui accompagnent souvent l'inoculation de la petite vérole, ou les tristes exemples de ces familles malheureuses, dans lesquelles cette cruelle maladie a exercé ses ravages, les hommes les plus insensibles frémiraient d'horreur, et verseraient des larmes de compassion au récit des souffrances attachées à l'espèce humaine.

Je voudrais pouvoir abandonner cette matière ; car ma plume ne saurait tracer qu'une faible esquisse de ces scènes de calamités particulières, dont tous les médecins, même les moins exercés, ont eu infailliblement la triste expérience.

IV. *Vieillesse.*

Quoiqu'on ne puisse regarder cet âge comme plus fâcheux que les autres pour l'inoculation de la petite vérole, un praticien se gardera toujours d'inoculer des gens âgés, car il semble qu'il y ait de la cruauté à exposer une personne déjà sur les bords de la tombe au danger d'une maladie qui peut devenir très-grave.

L'inoculation pendant la grossese produit presque toujours l'avortement et la mort.

L'on trouve dans tous les auteurs des exemples de ce cas. Nous lisons dans Mead le fait suivant :

« Une dame de condition, enceinte de près de sept mois, fut attaquée d'une petite vérole naturelle, qui prit un caractère sérieux ; vers le onzième jour, la malade fut mise sur le lit de douleurs, mais elle accoucha sans accident d'un garçon, et mourut le quatorzième jour. Quatre jours après ce triste évènement, l'enfant fut saisi d'accès convulsifs, avant-coureurs de l'éruption, qui se déclara le même jour, et dans la nuit même il suivit sa pauvre mère au tombeau.

La petite vérole inoculée est également reconnue dangereuse.

« Un médecin de Winchester m'informe, dit le docteur Kirkpatrick, dans son *Analyse de l'Inoculation*, que l'on inocula 2,000 individus dans le Hampshire, et dans les Comtés de Sussex et de Surrey, et que les deux seules personnes qui succombèrent, furent deux femmes enceintes qui, sans égard pour l'avis de leurs médecins, avaient sollicité l'inoculation. »

10. *La vaccine a, sur l'inoculation de la petite vérole, l'avantage de pouvoir être inoculée dans toutes les circonstances.*

1°. *Enfans en bas âge.* Le docteur Jenner rapporte qu'il fit vacciner un enfant, âgé seulement de vingt heures, par son neveu Henry Jenner ; et que ce petit enfant, dont les yeux étaient à peine ouverts à la lumière, n'eut qu'une indisposition très légère : exposé dans la suite à l'inoculation de la petite vérole, et à la contagion de cette maladie, il resista à tous les procédés employés pour la lui transmettre.

11. *Dentition.* Pour confirmer les expériences du docteur Jenner, nous pouvons joindre ici l'autorité du docteur Denman, l'un des plus fameux accoucheurs de Londres. « C'est aujourd'hui le devoir des médecins, dit ce docteur, dans le Journal de Physique du mois d'avril 1800, et principalement de ceux qui se livrent à la pratique de l'inoculation de la petite vérole, ou qui sont consultés de toutes parts sur les maladies des enfans, c'est,

dis-je, leur devoir de déclarer leur opinion sur l'inoculation de la vaccine, et de l'examiner avec toute l'attention et le soin dont ils sont susceptibles. Pour moi, je puis affirmer que j'ai vu vacciner par mon beau frère M. Craft, un grand nombre d'enfans de tous âges, et qu'ils ont supporté l'opération sans le moindre signe de danger, et même sans avoir été atteints d'une fièvre tant soit peu inquiétante.

III. *Humeurs.*

Le virus vaccin ne pouvant occasionner les écrouelles ou le mal du roi, (comme on le verra ci-après,) mais étant quelquefois, au contraire un remède contre cette maladie, qu'il a, dans plusieurs circonstances, parfaitement guérie, on ne doit pas craindre que le sujet que l'on doit vacciner soit de complexion humorale. Il est aussi indifférent que les enfans soient gras ou maigres. Le lecteur trouvera dans le récit des expériences que j'ai faites au village de Lowther l'exemple d'un individu affecté de la teigne (*tinia capitis*) sur lequel la vaccine ne produisit aucune augmentation de mal. Le docteur Pearson a rapporté que deux enfans ayant le *psora* (galle) furent inoculés de la vaccine, sans qu'on connut alors leur état, et que la pustule s'étant crevée, la matière qu'elle contenait s'écoula sur quelques parties du corps, et occasionna une maladie grave, qui par cette seule raison sembla éruptive. Le *psora* doit donc exclure la vaccine ou toute autre inoculation;(1) c'est, jusqu'à présent, la seule exception que je connaisse. (2)

_____

(1) Ce n'est pas d'après les deux cas cités par l'auteur, où le virus psorique, (la galle) s'est trouvée compliquée avec la vaccine, et dont les conséquences n'ont pas été heureuses, que l'on peut en conclure que la vaccination ne doit pas être pratiquée dans cette circonstance, puisqu'il est prouvé que le virus vaccin ne se combine pas avec les autres virus. (*Note du trad.*)

(2) « La *médecine*, qui n'est qu'une application des lois de l'économie animale à la guérison des maladies, a fait, comme on sait, dans ces dernières années l'une de ses découvertes les plus importantes, la *vaccine*. Sa propriété préservative est aujourd'hui suffisamment démontré; mais il reste encore bien des observations à faire sur les modifications dont elle est susceptible. M. Hallé en a communiqué à la classe des sciences de l'Institut Impérial de très-intéressantes sur les irrégularités que l'inoculation de la vaccine a éprouvées à Lucques dans le cours de l'année 1806.

» Ces différences n'ont point affecté la marche, les périodes ni les caractères essentiels de l'éruption vaccinale.

(62)

M. Dunning, chirurgien à Plimouth-Dock, dit que l'on vaccina dans ce pays et ses environs, dans le cours de l'année dernière, plus de mille personnes, en majeure partie par ses soins, et que toutes les fois que la vraie vaccine se déclara d'une manière non équivoque, le succès a été complet. Que, sauf un très-petit nombre d'ex-

» Elles se sont seulement manifestées :

» Dans *la forme du bouton*, qui, en s'étendant et se confondant avec de petites pustules réunies autour de la pustule principale, perdait et sa forme régulière, et la dépression ombilicale qu'il offrait au moment de sa formation ;

» Dans *la nature de la croûte qui succéda à la pustule* : celle-ci n'avait point la couleur brune, luisante, polie, de la croûte de la vaccine ordinaire ; elle était irrégulière dans sa forme, comme le bouton qui lui avait donné naissance, et laissait dans la peau un enfoncement plus ou moins profond, qui se remplissait ensuite complétement ;

» Enfin, dans *des éruptions de pustules sur tout le corps*, qui se sont montrées dans le moment où se formait l'aréole autour du bouton principal.

» Ces irrégularités ont été *épidémiques* dans tout le territoire de Lucques.

» *Les contre-épreuves faites par l'inoculation de la petite vérole*, sur les individus qui avaient éprouvé des vaccines irrégulières, ont démontré que leur irrégularité n'a aucunement altéré la propriété préservatrice de la vaccine. »

Extrait du Discours de M. Cuvier à l'Inst. Impérial.

ceptions, la maladie a été à-peu-près nulle, ou du moins très-légère, et qu'il n'a eu aucune connaissance qu'il fut survenu l'ombre d'un accident qu'on put, de bonne foi, attribuer à la vaccine ; il ajoute qu'un enfant qui était affecté d'une maladie cutanée générale et opiniâtre, qui avait résisté à plusieurs traitemens tant externes qu'internes, en fut heureusement guéri aussitôt après qu'il eût parcouru toutes les périodes de la vaccine. Il a remarqué plusieurs enfans délicats, avant l'opération, devenir en peu de tems sains et vigoureux ; on lui a rapporté plusieurs exemples semblables ; il dit même que la conviction de ce fait est si puissante qu'on l'a engagé mainte fois à vacciner des enfans valétudinaires.

IV. *Indépendamment des humeurs qui s'opposent à l'inoculation de la petite vérole, il existe un nombre infini de maladies qui venant à se déclarer pendant que l'enfant a la petite vérole ou peu de tems après, sont ordinairement mortelles : il est bon d'observer que cet inconvénient ne se rencontre pas dans la vaccination.*

Miss R.—, jeune demoiselle agée d'environ cinq ans, éprouva vers la fin du huitième jour, après l'inoculation du virus vaccin, les symptômes qui annoncent ordinairement une fièvre violente. Elle eut aussi un léger mal de gorge, et éprouva des sensations douloureuses autour des muscles du cou. Le jour suivant il fut aisé de remarquer sur son visage et sur son cou une espèce d'éruption ressemblant tellement à l'efflorescence de la *scarlatina anginosa* ou de la scarlatine accompagnée d'esquinancie, que je demandai si Miss R.— n'avait point été exposée à la contagion de cette maladie. Une réponse affirmative et l'érubescence qui se répandit subitement sur tout son corps, me tirèrent des doutes inquiétans où j'étais sur la nature de la maladie, qui suivit son cours ordinaire, et fut accompagnée de symptômes qui nous allarmèrent extrêmement M. Lyford et moi. Elle n'apporta toute fois aucun changement considérable dans les dévelloppemens des pustules de la vaccine, qui atteignirent le dégré de maturité ordinaire, mais elle suspendit la déclaration de l'aréole pendant toute sa durée, et aus-

aussitôt

sitôt après sa disparution, la vaccine reprit son cours ordinaire. (1)

Le cas de Miss H. R. — n'offre pas moins d'intérêt que celui de sa sœur. Elle fut exposée à la contagion de la scarlatine dans le même tems, et tomba malade presqu'à la même heure. Les symptômes furent très-graves pendant près de douze heures, que la scarlatine se répandit tant sur le visage que sur le cou. Deux ou trois heures après la rougeur disparut tout-à-coup, et Miss H. R. — fut parfaitement rétablie. L'étonnement que m'avait d'abord causé ce passage subit d'une maladie grave à l'état de santé, cessa presqu'entièrement, quand je remarquai que la pustule inoculée avait occasionné, dans cette circonstance, l'efflorescence qui a coutume de la circonscrire et que les parties voisines de son centre étaient presque dans un état érysipélateux. Mais ce qu'il y a de plus remarquable dans ce cas, c'est que quatre

---

(1) Nous renvoyons encore ici pour le cas de complication de maladies avec la vaccine à l'excellent rapport publié par le Comité central de vaccine à Paris. page 282 et suivantes. (*Note du traducteur.*)

jours après, comme l'efflorescence commençait à disparaître de dessus le bras, et la pustule à se dessécher, la scarlatine reparut de nouveau, le mal de gorge se fit sentir, et le corps de la malade se couvrit d'échauboulures. Elle éprouva tous les symptômes ordinaires à cette espèce de maladie dont elle eut le bonheur de guérir.

Ce qui atteste la survenance de la scarlatine dans ces deux cas, c'est que deux domestiques de la maison qui avaient été exposés à la contagion en soignant ces jeunes demoiselles, contractèrent à la même époque cette maladie.

J'ai rencontré un cas semblable de complication de la vaccine avec la fièvre scarlatine sur l'enfant de M. Wite; l'efflorescence de l'aréole fut suspendue, et ne parut qu'après la cessation de la scarlatine.

M. Ring rapporte trois autres cas de complication de la vaccine et de la rougeole, qui se sont présentés dans l'espace des six derniers mois qui viennent de s'écouler. Le premier sur l'enfant de M. Shepherd, rue d'Oxford, cour du Phénix; le second sur celui de M. Hardey, Peter street, Westminster, N°. 45, (les docteurs Jenner, son ami Marshall de Gloucestershire et M. Minsister ont été témoins de ce second cas); et le troisième sur l'enfant de M. Groom, demeurant passage Worlds-end, Neuwington-causeway.

M. H. Jenner a eu une épreuve pareille. Dans ces différens cas, l'époque des éruptions varia. Dans le premier cas qui s'offrit à moi, la rougeole se déclara vers le second jour; et suivit sa marche ordinaire, sans retarder, en aucune manière, les développemens des pustules de la vaccine. Dans le second, la rougeole se déclara le huitième jour; et dans le troisième, vers le quatrième jour : cependant dans aucun de ces cas la marche de la vaccine ne fut interrompue. Dans le cas qui s'offrit à M. H. Jenner, la rougeole se déclara le huitième jour, sans arrêter les développemens de la pustule. Dans ceux que j'ai moi-même traités, l'aréole qui entoure la pustule était très-distincte, ce qu'a remarqué aussi le docteur Jenner, dans le cas que je lui ai communiqué. Le docteur Marshall m'assure que s'il n'avait pas été témoin oculaire de ces faits, il n'aurait pu y ajouter foi.

5 *

« J'ai eu l'occasion, dit le docteur Jenner, de faire l'expérience de la vaccine sur un enfant qui, la veille de l'opération, était tombé malade de la rougeole.

L'éruption de la rougeole se déclara le troisième jour, accompagnée de toux, de douleurs de poitrine, et des symptômes qui appartiennent à cette maladie, et elle se dévelopa sur tout son corps. La maladie suivit son cours ordinaire, sans aucune déviation, et néanmoins le virus vaccin manifesta ses caractères accoutumés sur les bras, et sur tout le système, sans interruption sensible. Le sixième jour la pustule prit une forme vésiculaire. Le huitième, douleurs dans les aisselles, frisson, et mal de tête. Le neuvième, fut assez calmé. Le douzième la pustule se dévelloppa de la grandeur d'un gros pois coupé par le milieu, mais sans efflorescence; la pustule se déssecha quelque tems après, et l'enfant se rétablit promptement; mais on remarquera qu'avant que la pustule fut desséchée, l'efflorescence qui avait été momentanément suspendue se montra ensuite avec les symptômes ordinaires.

« Nous voyons ici dans la vaccine une

déviation des symptômes ordinaires à la petite vérole, car l'on a observé que la rougeole arrête l'action de la matière variolique; quoiqu'il en soit la suspension de l'efflorescence est digne de remarque. »

« Dans ses observations sur la vaccine M. Dunning a publié un cas de complication de la vaccine et de la petite vérole volante qui s'est présenté à M. Little de Plimouth. Dans ce cas la petite vérole volante se déclara environ dix jours après l'inoculation de la vaccine. A cette époque la pustule de la vaccine était à son plus haut dégré d'inflammation, et elle conserva néanmoins les caractères qui lui sont propres. »

J'ai eu occasion de faire une remarque encore plus intéressante. Une fille d'environ neuf ans, qui vivait chez la douairière comtesse de C. —, tomba de la balustrade d'un escalier, élevée de plus de quarante pieds, et se frappa la tête contre le pavé. La fracture fut considérable et M. Heaviside fit l'extraction d'un morceau d'os le plus gros que j'aie jamais vu, et qu'i conserve dans son précieux muséum. Une plaque d'argent garantit maintenant le cerveau. Cet enfant était veillé avec le plus grand soin, dans la crainte qu'il ne contractât la petite vérole naturelle. Le docteur Turton et M. Heaviside craignaient avec raison de lui faire administrer l'inoculation variolique ; ils résolurent de le faire inoculer avec le virus vaccin, et me choisirent pour cette opération. L'enfant n'eut d'autre indisposition, que la légère incommodité d'une pustule au bras.

V. *Grossesse.*

« J'ai vacciné un très-grand nombre de femmes à diverses époques de leur grossesse, » dit le docteur Marshall, » et je ne me suis pas apperçu qu'il y eut la moindre différence entre les symptômes qu'elles éprouvèrent et ceux de mes autres malades. Véritablement la maladie est si légère qu'il paraît qu'on peut la communiquer dans tous les tems avec la plus grande sécurité. Henry Jenner rapporte qu'il a obtenu un pareil succès sur une femme qu'il vaccina une semaine avant l'époque de ses couches. (1)

---

(1) Voyez *Recherches sur la Vaccine* par Jenner, seconde édition, pag. 161.

VI. *La vieillesse ne forme pas même un cas d'exception.*

En témoignage de cette assertion je me contenterai de citer le rapport du Comité de vaccine établi à Paris (1) par ordre du gouvernement.

Rapport.

La vaccine nous paraît être une affection des plus bénignes, et qui mérite à peine le nom de maladie : sur les cent cinquante sujets inoculés, il n'est survenu aucun accident.

« L'inoculation de la vaccine est également praticable et exempte d'accidens, quel que soit l'âge des sujets que l'on y soumet. Des enfans ont été inoculés au sein même de leur nourrice, d'autres à l'âge d'un, deux, trois ans, et jusqu'à quinze. Des personnes de quarante de cinquante et même de soixante dix ans l'ont été également et toujours avec le même avantage. »

_____

(1) Il est composé des médecins les plus célèbres de Paris, entr'autres, des sieurs Thouret directeur de

11. *La vaccine ne laisse après elle aucune humeur maligne.*

L'on a reproché avec raison à la petite vérole de laisser le corps dans un tel état de langueur, que la vie n'est plus qu'une suite continuelle de souffrances aiguës. Outre des cicatrices hideuses, il n'est pas rare que cette maladie, soit naturelle, soit inoculée produise les écrouelles ou le mal du roi. L'insertion de l'humeur d'une brute, (pour me servir d'un terme populaire) dans le corps humain, qui semblait naturellement devoir faire présager quelque maladie dégoûtante; mais, heureusement pour l'espèce humaine, celle qu'elle occasionne est infiniment plus douce que la petite vérole, elle n'a d'autre espèce de similitude avec elle que celle de la pustule, et la vertu qui lui est propre de préserver pour toujours de cette maladie cruelle et dégoutante.

---

l'école de médecine, Pinel professeur de physique à l'école de médecine, le Roux, professeur de clynique. Parfait, Inspecteur des hôpitaux militaires, etc.

« Tous les praticiens, dit le docteur Jenner, qui ont inoculé un grand nombre de sujets, ou qui ont traité beaucoup de personnes attaquées de la petite vérole naturelle, ont pu remarquer fréquemment que les malades étaient attaqués d'affections scrophuleuses, sous une forme quelconque, qui se manifestaient le plus souvent après le cours de la maladie. Ce fait reconnu, comme il doit l'être par tous ceux qui ont réfléchi avec quelque attention sur ce sujet, je demanderai s'il ne paraît pas vraisemblable que l'introduction de la petite vérole en Europe ait été une des principales causes des maladies scrophuleuses ? Après un examen scrupuleux sur les effets de la vaccine à cet égard, je me félicite de pouvoir déclarer que cette affection n'a pas la plus légère tendance à produires d'aussi funestes inconvéniens.

Nous pouvons ajouter à l'autorité du docteur Jenner les témoignages suivans présentés au comité de la Chambre des communes.

Le docteur Nelson, médecin à l'établissement vaccin affirme qu'il n'a jamais vu que la vaccine ait été le germe d'aucune autre maladie; qu'au contraire il a remarqué que la santé des enfans délicats en obtenait beaucoup d'amélioration.

Le docteur Baillie déclare qu'il n'a jamais vu d'exemple que la vaccine ait occasionné une maladie quelconque, mais qu'il a rencontré plusieurs cas dans lesquels les glandes absorbantes se sont gonflées et sont devenues scrophuleuses par suite de la petite vérole naturelle. De pareils exemples se sont si souvent offerts aux gens de l'art, qu'ils ont été forcés d'en conclure que la petite vérole, par l'irritation qu'elle produit sur le système, occasionnait seule ces affections scrophuleuses.

Le docteur James Sims, président de la société de médecine de Londres, est d'avis que la vaccine n'introduit dans le corps humain aucune nouvelle maladie.

M. Cline, chirurgien et sous-professeur d'anatomie, déclare que d'après son opinion, la vaccine ne peut produire les écrouelles, ni aucune autre des maladies, que la petite vérole entraîne fort souvent après elle.

M. James Sympson, chirurgien au dispensaire de Surry et à l'hôpital de la Madelaine a vacciné une soixantaine de malades, et il n'a pas eu un seul exemple où l'opération ait présenté sur aucun d'eux des symptômes tant soit peu inquiétans, et il est dans la ferme croyance qu'ils sont inaccessibles à la contagion variolique. Dans un cas particulier, un enfant âgé de neuf mois était couvert d'une croûte, qu'on a coutume d'appeler croûte lactée, *crusta lactea*, qui couvre généralement le corps de la tête aux pieds, et qui avait résisté à tous les remèdes usités en pareille circonstance ; cependant le dixième jour après l'inoculation vaccine, elle commença à disparaître, et il n'en restait plus aucun vestige vers le douzième jour, bien qu'on n'eut administré pendant tout ce tems aucun remède analogue à l'enfant, qui jouit toujours depuis lors d'une santé parfaite.

Le docteur Willan qui, en l'absence du docteur Woodville, vaccina une grande quantité de sujets, et qui est peut-être le médecin le plus versé qu'il y ait en Europe dans la connaissance des maladies éruptives, s'exprime, en ces termes, dans son rapport sur les maladies de Londres :

« Je n'ai pas remarqué que la vaccine

ait jamais occasionné d'engorgemens glanduleux, d'ulcères, d'affections cutanées, de maladies de poumons, d'emphysèmes sur les parties tendres, d'exostose, d'ophthalmie, de surdité, de dyspnée, d'hydropisie, qui se déclarent souvent après la petite vérole naturelle et inoculée. Cette circonstance pourrait seule faire donner la préférence à la vaccine, quand même cette affection serait égale à la petite vérole sous les autres rapports. » Je sais que ce savant médecin a toujours professé depuis la même doctrine.

12. *L'efficacité de la vaccine comme préservatif de la petite vérole est aussi constante que celle de la petite vérole naturelle ou inoculée.*

Après avoir prouvé la supériorité de ses avantages, si sa vertu préservatrice est également démontrée, la vaccine est la plus précieuse découverte qu'on ait jamais faite.

Le docteur Lettsom, dans la lettre qu'il me fit l'honneur de m'adresser en recevant mon ouvrage volumineux intitulé : « *Faits décisifs en faveur de la vaccine*, » me dit : « qu'après ce que les autres et moi avions écrit sur la vaccine, le praticien qui inoculerait dorénavant la petite vérole se rendrait coupable de meurtre, si non aux yeux de la justice du moins dans le for intérieur, si son malade avait le malheur d'en mourir. (1) Pour moi, je crois que le

―――――――――――――

(1) Les faits qui militent en faveur de la vaccine, sont si décisifs et en si grand nombre, que le praticien doit se soumettre à leur évidence, et ne point croire à des faits contradictoires sans quelque soupçon d'erreur ou de malignité. Au moment de la découverte, mon savant ami le docteur Moseley, recommanda la prudence, et un examen scrupuleux : mais ce tems est loin de nous, et il est maintenant du devoir de tous les médecins de propager cet excellent préservatif. Pour moi, j'ai vacciné plusieurs milliers d'individus, sans aucune espèce de rétribution, et je continuerai de le faire, tant dans le public que dans ma famille, sans qu'aucune sollicitation ou récompense puisse me faire oublier les principes de droiture, au point d'inoculer la petite vérole. Si le nom d'assassin paraît inaplicable à un médecin qui inocule la petite vérole, il n'est pas moins vrai qu'il commet un meurtre, nonobstant les privilèges dont jouit le corps des médecins, et ce mot devrait être répété avec une voix de tonnerre à l'oreille de quelques membres de la faculté.

crime est aussi grave, soit que le malade meurt, soit qu'il échappe, par la raison que la petite vérole inoculée étant un foyer de petite vérole naturelle, elle peut propager cette funeste contagion de cent manières différentes, et que chaque contagion devient un nouveau foyer pestilentiel, d'où il suit que ce qui est avantageux à un individu, produit le malheur d'un grand nombre d'autres.

Ce fait, qu'on ne saurait révoquer en doute, est connu de tout praticien, et à moins d'étouffer tout sentiment d'humanité, il n'en est pas un, qui instruit de l'inocuité et de la benignité de la vaccine, inoculât aujourd'hui avec la matière variolique, (sauf pour un cas d'expérience); et l'on peut ajouter ici, en empruntant les expressions énergiques de Fourcroy à l'occasion de la médecine pneumatique. « Il n'est plus

---

J'en connais beaucoup qui partagent là-dessus ma façon de penser : depuis que j'ai publié ce mémoire, plusieurs médecins de la faculté sont convenus ensemble de ne plus pratiquer l'inoculation de la petite vérole.

permis désormais à un médecin d'ignorer les particularités qui ont accompagné une découverte si importante en médecine. La froide insensibilité des uns, l'indifférence simulée des autres, l'amour-propre blessé de quelques personnes, l'attachement des hommes pour les usages de leurs ancêtres, la haine de la nouveauté ; tous les préjugés vulgaires ont assailli, en différens tems, cette découverte, mais elle restera immobile comme un roc contre les vagues impuissantes des passions humaines, » l'esprit supérieur du siècle détruira les fausses subtilités du préjugé, et la vérité sera à la fin triomphante.

Il est maintenant hors de doute que la petite vérole est considérablement diminuée, et que dans quelques années elle sera vraisemblablement tout-à-fait extirpée de ce royaume ; et, quoique semblable à une hydre renaissante, ne trouvant plus d'aliment pour sa subsistance, cette ennemie formidable disparaîtra enfin de dessus la terre, et la vaccine, comme St.-Georges et le dragon, sera comptée parmi les ornemens les plus glorieux des armes de la grande Bretagne.

Pour prouver l'assertion précédente, je demanderai à mes lecteurs la permission de rapporter ici le résultat de mes expériences dans le nord de l'Angleterre.

INOCULATION
DE LA
VACCINE

Dans le village de Lowther. (1)

Lowther est un village situé dans l'endroit le plus riant et le plus pittoresque, à cent quatre-vingts milles de Londres, sept milles de Penrith et un mille de l'antique et illustre domaine de Lowther ; il a été bâti dans le goût italien, par le comte de Lonsdale, les maisons sont construites en pierre sur un plan régulier, composées de deux à trois étages, contiguës l'une à l'autre, et l'on peut, sans contredit, le citer comme le plus joli village du royaume. Il est peuplé d'environ quatre cents habitans.

Le comte de Lonsdale ayant découvert, avec sa pénétration ordinaire, les causes

---

(1) Extrait d'un *Mémoire sur les Faits décisifs en faveur de la Vaccine.* Cette Inoculation fut faite dans l'année 1800.

de la prospérité de l'Irlande septentrionale; après avoir fait construire un village dans ce lieu enchanteur, unique dans son genre, assez grand pour contenir cinq cents habitans, fit venir d'Irlande des fabricans de drap pour montrer à ses concitoyens les véritables richesses nationales. C'est-là que se fabrique tout le linge, comme toiles de nappes, serviettes damassées, draps et toiles en pièces, et, en général, toutes les espèces de toiles, qu'on emploie dans les établissemens de Londres et de Lowther, appartenant à sa seigneurie. Outre ces manufacturiers, tous les autres ouvriers de sa seigneurie sont logés gratuitement, et reçoivent, hiver comme été, une paie fixe dont ils jouissent encore lorsque l'âge et les infirmités leur ont ôté les forces de la jeunesse. J'ai eu la satisfaction d'être témoin qu'on leur distribuait en hiver, comme à l'ordinaire, des patates, de la viande et du pain, et que lorsque les femmes étaient en couche on leur fournissait, pendant un mois, du linge et de la bierre. Les villageois regrettent, à la vérité, qu'il n'y ait pas de cabarets dans ce pays; mais la bienfaisance de sa seigneurie s'étend autant sur leur bien-être éternel que sur leurs besoins présens.

. . . . *agricolas,*
O fortunati nimium, sua si bona norint! Virg.

Delà vient que le village de Lowther offre un tableau touchant qui devrait stimuler l'orgueil de la noblesse anglaise. C'est une classe nombreuse de paysans industrieux et bien portans, dans le voisinage d'un riche domaine qui les fait exister.

Le lecteur judicieux et sensible se représente le contraste qui naît entre la fierté de cette noblesse, qui cause la désolation dans tout un pays pour le simple aggrandissement d'un parc, et ce généreux esprit de patriotisme qui porte à fonder, à grands frais, des villes et des villages dans le but honorable d'y établir des manufactures.

Tout semblait conspirer, en ce séjour, au succès le plus complet de mes expériences. Sa seigneurie observant tout d'un œil paternel dont le regard se porte au delà du cercle étroit d'un avantage particulier, et n'envisage que l'utilité générale, s'était elle-même montré l'antagoniste de l'inocu-

6 *

lation partielle (1). Toute la jeunesse de ce village depuis le bas âge jusqu'à ceux qui étaient vers leur vingtième année n'avaient point encore eu la petite vérole et se trouvaient par conséquent dans le cas de subir ses dangereuses atteintes.

Comme si c'eut été une permission du ciel pendant que Rose, jeune villageoise, âgée de neuf ans, fille du portier de sa seigneurie, subissait les épreuves de la vaccine qui venait de lui être inoculée avec du virus vaccin, que je m'étais procuré de M. Ring, un des plus zélés partisans de ce genre d'inoculation, un des petits ouvriers du village, garçon de neuf à dix ans, avait ramassé des champignons, qui étaient alors très rares, pour aller à l'insçu de ses parens, les vendre à Penrith, où la petite vérole exerçait alors ses ravages et avait moissonné beaucoup de monde. Cet enfant contracta en conséquence la petite vérole naturelle est en decélait les symptômes

---

(1) On a déjà demandé « si la société, en général, avait retiré quelques avantages de l'introduction de l'inoculation variolique ; la réponse a été pour la négative. (*Voyez plus haut.*)

lorsque Rose était dans la période convenable pour propager le virus vaccin.

On était alors au tems de la moisson des foins et du bled dans la partie septentrionale et les bras y devenaient précieux. Il serait difficile de rendre l'allarme que cet événement répandit partout. Au milieu de cette consternation universelle et de cet effroi de la petite vérole répandus parmi des groupes de vieillards qui s'entretenaient douloureusement du fléau qui menaçait le village, sa seigneurie fit proclamer l'heureuse nouvelle d'une inoculation générale de la vaccine, dont les heureux effets étaient constatés et venaient de l'être tout récemment sur la personne de Rose (à qui la piqûre avait été presque insensible, qui n'avait eu qu'une seule pustule locale et une indisposition très-légère); et fit enjoindre à tous les habitans de se réunir chez lui à Lowther.

En allant visiter l'enfant attaqué de la petite vérole naturelle, je lui trouvai le visage très-enflé, les traits méconnaissables, la vue obstruée et tout le corps, de la tête aux pieds, chargé de pustules; toute sa figure était couverte de sang caillé, et l'infection qu'il exhalait était si forte, (sa chambre étant très-peu spacieuse,) que je fus obligé de m'éloigner de peur de contracter moi-même quelque maladie. Je proposai d'inoculer la petite vérole aux deux autres enfans; mais la mère qui avait un préjugé contraire à cette opération, me répondit qu'elle préférait les abandonner aux soins de la providence : je pressentis delà que mon expérience serait couronnée d'un succès complet. (1)

Les heureux villageois accoururent en foule au château du seigneur, et ce fut pour moi une jouissance bien vive de voir rassemblés à Lowther, dans la chambre de l'intendant, en présence de sa seigneurie, un si grand nombre de personnes

---

(1) La maturité paraît être le tems où les miasmes varioliques se communiquent le plus abondamment, le pus vénéneux étant exposé au grand air à cette époque, suivant l'exacte description du fidèle Sydenham· « *Usque ad hunc diem* » *octavum a primo insultu* « *pustulæ quæ faciem obsederant, læves ad tactum fuere atque rubræ, jam vero asperiores evadunt (quod quidem primum est incipientis maturationis indicium) et subalbidæ paulatim insuper succum quendam luteum, colore a favo non abludentem evomunt.* »

à qui j'allais rendre le service le plus essentiel, d'autant plus que je me voyais à même de faire l'expérience la plus décisive d'une opération qui promettait de faire époque dans les Annales de la médecine ; et je me flatte que l'importance de l'objet, (dans ce moment sur-tout que des alarmes mal-fondées se répandent dans le public), m'excusera suffisamment si je rapporte aujourd'hui les diverses observations que j'ai recueillies alors sans aucune intention de les publier.

BULLETINS

1. Margueritte Bryham, âgée de vingt ans, fille de William Bryham, valet employé depuis environ quarante-huit ans à l'inspection des écuries de sa seigneurie, est une personne très-jolie, très-bien faite et dont le teint fleuri annonce la bonne santé. Le bras s'enfla sans accident, la pustule et la croûte se formèrent successivement ; mais il ne résulta aucune altération physique.

Observations sur ce cas.

Le tems nécessaire à l'effet de la vaccine

étant écoulé (autant que la circonstance le nécessite, la pustule s'étant bien formée, et ayant opéré tout son effet, ce qui comporte un espace de quinze à vingt jours), je conduisis la jeune personne dans la chambre des petits malheureux attaqués de la petite vérole naturelle ; l'un d'eux était à peine convalescent , le second était dans un état pitoyable , aveugle, et gémissant, en ce moment, d'une manière épouvantable; et le troisième était malade. Je n'oublierai jamais l'expression de terreur que manifesta la jeune fille qui n'avait pas encore vu une pareille maladie. La figure du premier était encore noirâtre, et , si la frayeur peut ajouter à la disposition où l'on est de contracter une épidémie, c'était bien là le cas (1), et ce fut

---

(1) Une cause autre que la scène horrible qu'elle avait sous les yeux aurait pu y contribuer. Sa cousine, Anne Roper, habite le même village, et elle a été cicatrisée si horriblement par la petite vérole , qu'elle est devenue ce qu'on appelle vulgairement une belle horreur , tandis qu'auparavant elle passait pour une très-jolie fille : ajoutez à cela qu'il lui est survenu , par la même cause , une taie sur l'œil droit, dont elle a perdu l'usage.

avec bien de la peine, que j'obtins d'elle, qu'elle s'approchât de ces enfans. Ayant ensuite employé tous les moyens de persuasion, lorsque le premier mouvement d'effroi fut calmé, je la décidai à se laisser inoculer aux deux bras avec la matière variolique, puis à toucher avec les mains les petits affligés, et enfin, à respirer leur haleine; mais tout cela sans aucun but; car, ayant subi l'opération de la vaccine, elle était devenue incapable de contracter la petite vérole, quelque moyen qu'on eût employé pour la lui communiquer.

2 et 3. Thomas Nicholson, âgé de six ans, et John son frère, âgé d'un an, et encore à la mamelle, subirent cette opération à l'ordinaire. Le huitième jour l'accès de fièvre se déclara avec plus de force que de coutume, les symptômes qui l'accompagnèrent furent la pesanteur, le manque d'appétit, du dégoût pour tous les alimens, de l'échauffement et un sommeil agité. Quelquefois, chez les enfans surtout, ces symptômes sont accompagnés de nausées et d'un léger mal-aise; mais tout cela ne dure que l'espace d'un jour ou deux, au bout desquels le malade se re-

trouve en parfaite santé. Aucun de ces deux cas ne présenta d'éruptions.

Observations.

La première réflexion qui doit naturellement frapper le lecteur, c'est que l'enfant, qui était à la mamelle, n'ait pas communiqué cette maladie à sa mère qui n'avait jamais été vaccinée ; il suit de là que cette maladie n'est pas contagieuse ; en second lieu, qu'ayant pour proches voisins la famille Smith, et qu'étant allé visiter leurs camarades de jeu, après que la pustule fut convertie en croûte, ils aient échappé à la petite vérole. Outre ces chances, je les inoculai copieusement avec la matière variolique, et, non content de ce, je les fis coucher tout nus avec l'enfant de leurs voisins qui était couvert de matières pustuleuses ; mais tout cela sans qu'il en résultât aucun mal ; l'opération de le vaccine les avait rendus incapables de contracter la petite vérole, quelque procédé qu'on eut imaginé pour la leur communiquer.

4 5 et 6. John Hutchinson, âgé de neuf ans, William de sept, et Thomas, âgé de deux ans, ont parcouru toutes les périodes

de la vaccine, de la manière la plus satisfaisante. John et Thomas ont eu un accès de fièvre entre les septième et huitième jour. Wil-liam n'a eu aucun symptôme d'indisposition.

Observations.

Ces enfans étaient aussi voisins de ceux de Smith, et ayant eu la permission d'aller jouer avec leurs camarades après la dessication de la pustule, ils furent exposés à la contagion de la petite vérole pendant quatre heures ; je leur inoculai aussi une dose abondante de virus variolique ; mais ils étaient, tous trois, devenus également incapables de contracter cette maladie.

7. Thomas Johnson, âgé de treize ans, fut inoculé au bras, comme les autres. Son emploi était de conduire la charette avec son père pour le service du comte de Lonsdale ; en allant à Penrith, le cinquième jour de l'inoculation, il but une pinte de bierre forte qu'on lui donna à la brasserie de M. Hutchinson, et s'en revint le même jour avec son attelage, après avoir fait à pied une route d'environ quinze milles. Ces excès lui occasionnèrent une espèce

d'éruption, il se manifesta sur la poitrine et sur la joue des pustules qui se sont séchées, et la nuit suivante a été accompagnée de fièvre et d'agitation; la fièvre a continué pendant vingt-quatre heures, après quoi il s'est trouvé en état de conduire sa charette et ses trois chevaux, comme de coutume : l'ayant ensuite inoculé avec le pus variolique et exposé fréquemment à la contagion de la petite vérole dans la maison de Smith, je me suis assuré qu'il avait été rendu incapable de contracter cette maladie.

Observation.

Je laisse au lecteur judicieux à calculer les résultats qu'aurait pu produire une telle imprudence sur les effets de l'inoculation variolique! La présence de deux pustules est une circonstance très-rare; car la maladie de la vaccine s'isole presqu'invariablement dans la pustule inoculée. Le cas d'exception que je viens de citer semble, selon toutes probabilités, venir d'un excès d'échauffement occasionné au sang par la bierre et l'exercice.

8. Maria Johnson, âgée de seize ans, sa-

sœur, a subi l'opération de la vaccine sans éprouver aucune atteinte de fièvre.

Observation.

Je lui inoculai deux fois la petite vérole, et lui fis toucher les pustules des enfans de Smith, et respirer souvent l'air contagieux de leur chambre ; mais je trouvai que l'effet de la vaccine l'avait rendu incapable de contracter cette maladie.

9. William Hodging, âgé de treize ans, fut vacciné aux deux bras, il ne se forma cependant de pustule que d'un côté. Il travailla avec son père au métier de charpentier pour le comte de Lonsdale. Le neuvième jour il eût un accès de fièvre; mais tellement léger que cela ne l'empêcha pas de travailler.

Observation.

Ce jeune homme demeure à deux maisons de celle de Smith, je l'ai mené dans ce lieu contagieux, je l'ai fait approcher des enfans de Smith de manière à lui faire respirer leur haleine, et à deux différentes fois je lui ai inoculé la petite vérole et autant de fois la vaccine; mais ayant subiune première fois cette dernière opération, il ne survint aucune pustule caractérisée ni dans sa forme ni dans ses effets ou qui produisit une affection constitutionnelle. Après ces épreuves on peut en toute assurance le regarder comme préservé de ces deux maladies.

10. Mary Henley, (1) âgée de quatorze, ans fut aussi vaccinée aux deux bras. L'opération fit effet sur l'un et sur l'autre, et la pustule du bras gauche eut une belle apparence, et ne m'offrit que des caractères satisfaisans; mais celle du bras droit s'enfla par intervalles, changea en un ulcère dégoûtant, contenant un pus réel, et qui même après que la croute fut tombée, s'agrandit encore, se creusa et forma pendant plus de six semaines une plaie très incommode de la largeur d'un petit écu. On aurait pu regar-

---

(1) Ce cas et quelques autres m'ont fait juger dangereux l'usage assez commun d'inoculer sur deux bras ou sur plusieurs membre. Il suffit d'un point d'inoculation. Comme l'inflammation prend davantage sur les parties voisines du cœur, dernièrement jai vacciné sur le côté, à peuprès au milieu de la jambe à l'endroit où il y a le moins de muscles.

der cette circonstance comme un cas dangéreux de l'opération de la vaccine, provenant néanmoins de la constitution vicieuse du sujet, si malheureusement je ne l'eusse inoculé aux deux bras, et que je n'eusse pas obtenu sur l'un un résultat aussi satisfaisant. La jeune personne n'eut ni fièvre ni autre indisposition : je la menai dans la maison, où régnait la contagion de la petite vérole naturelle, et je l'inoculai plusieurs fois; mais sans aucun effet : elle était incapable de contracter cette maladie.

11. Maria Fry, âgée de sept ans n'a reçu qu'une piqûre, la fièvre n'a eu qu'un jour et une nuit de durée. Voici comme son père dépeignait son état : « elle a été brûlante comme un charbon, elle a éprouvé un peu de mal-aise, sans aucune envie de vomir, et elle a eu un sommeil agité. »

Observations.

Après qu'elle eut parcouru toutes les périodes de la vaccine je fis une double épreuve; je lui fis l'inoculation de la petite vérole, et en même tems je vaccinai sa sœur Charlotte, âgée de quinze ans, qui avait eu la petite vérole à sept ans, et qui en était horriblement défigurée. Contre mon attente, il se forma une pustule au bras de Marie : une consternation générale se répandit dans le village; mais après un examen attentif, je n'observai ni inflammation circulaire, ni accroissement régulier dans la pustule : elle se sécha vers le quatrième jour, (1) et n'occasionna ni dérangement physique, ni éruption. La piqûre faite à Charlotte Fry disparut comme une égratignure ordinaire.

Il ne me parait pas inutile de rapporter ici que Jeanne Mattinson et Marie Dunn se présentèrent pour être vaccinées; mais, de leur propre aveu il était plus que probable qu'elles avaient eu la petite vérole. La première avait nourri un enfant qui était mort

_____

(1) On a quelques exemples qui prouvent que les progrès d'une pustule bâtarde sont bien différens de ceux de la véritable pustule : la première, semblable à un grain semé sur une terre ou dans un climat étranger se forme et passe bientôt, tandis que la seconde a ses périodes fixes. Ceux qui ont des pustules bâtardes se plaignent de démangeaisons que je n'ai pas observées dans l'autre espèce; et au bout des dix jours que la pustule disparait, elle ne laisse pas après elle cette cicatrice large et profonde qu'imprime ordinairement la vraie pustule.

de cette maladie, c'était l'enfant du garde-chasse de sa seigneurie. Je vaccinai en même tems que ces deux femmes le frère de Mattinson, jeune homme horriblement gravé de petite vérole et James Broom qui en portait aussi plusieurs marques, et j'opérai sur les deux bras ; mais chaque épreuve ne produisit qu'une légère irritation locale et momentanée, et avant l'espace de quatre jours, la piqûre était cicatrisée sur les quatre individus.

Observation.

On doit inférer de ces expériences que ceux qui ont subi l'opération de la vaccine ne peuvent contracter la petite vérole, et *vice versâ*.

12. Richard Walker, âgé de vingt-quatre ans, charpentier, fut atteint le neuvième jour d'une fièvre violente et d'un léger mal de tête qui l'obligèrent de garder le lit; le lendemain, dixième jour, il fut en état de travailler un peu ; la nuit suivante il eut un redoublement de fièvre, après quoi il n'eut plus d'accès, pendant tout le cours de l'opération, excepté le jour que je viens

de fixer, il continua de se livrer à ses travaux accoutumés. Après cela, lui ayant inoculé la vaccine et la petite vérole aucune des deux ne produisit d'effet.

13. Harriet Fletcher, âgée de dix-huit ans, n'eut qu'une pustule, et me rapporta qu'elle avait continué de vaquer à ses travaux domestiques, n'ayant pas été obligée, un seul jour, de garder le lit. Je lui inoculai ensuite la petite vérole, mais le résultat fut le même sur elle que sur les autres.

14. John Saunderson, âgé de dix ans, n'eût qu'une pustule, et n'éprouva aucun mal-aise.

15. Son frère, Joseph Saunderson, âgé de sept ans, eût une fièvre de deux jours et autant de nuits, éprouva de l'échauffement et de l'agitation; la fièvre ne se déclara que le septième jour. J'inoculai la petite vérole aux deux frères; mais sans effet.

16. William Paterson, âgé de neuf ans, eut une pustule sous laquelle il en poussa une autre petite quelques jours après la première, il eut le neuvième jour une fièvre qui dura quarante-huit heures. L'ino-

culation de la petite vérole que je lui fis subir ensuite fut sans effet.

18. Hannah Mandle, âgée de deux ans, n'eut qu'une pustule et n'éprouva d'incommodité dans aucune période.

19. Marie Falofield, âgée de onze ans, une pustule, de la fièvre pendant les huitième et neuvième nuits ; mais elle joua, comme de coutume, pendant la journée.

20. John Henley, âgé de seize ans, n'eut qu'une pustule et point d'indispositions.

21. Hannah M'cran, âgée de neuf ans, une pustule et point d'affections.

22. Sarah M'cran, âgée de sept ans, eut une pustule sous laquelle il en poussa une autre plus petite qui fit les mêmes progrès, et se changea en croûte comme la première, mais sans que la santé du sujet ait subi la moindre altération.

23. Thomas Richardson, âgé de quatre ans, une pustule et point de fièvre.

Observation particulière.

Ce dernier a des cicatrices effroyables sur toutes les parties de la figure et du corps. Une année avant mon opération le feu avait pris à ses vêtemens, et l'enfant avait été tellement brûlé, qu'il avait manqué d'en mourir.

Observation générale.

Ces six derniers n'ayant eu aucune affection physique, je les inoculai une seconde fois avec du virus vaccin; mais il ne fit aucun effet : j'essayai l'inoculation de la petite vérole ; mais ils étaient préservés de l'une et l'autre contagion.

Conclusion ou conséquence.

De peur d'abuser de la complaisance de mes lecteurs en prolongeant, de la sorte, le détail de mes expériences, je me bornerai à dire que j'ai vacciné, par moi-même, quarante-huit habitans du village de Lowther de différens âges, qui n'avaient jamais eu la petite vérole, qu'après avoir parcouru toutes les périodes de cette opération, sans courir le danger de perdre la vie ni l'usage d'aucun sens, ni d'aucun membre ; je leur ai inoculé aussitôt la petite vérole, et que je les ai exposés à tous les genres de contagion que comporte cette maladie, en les faisant communiquer avec ceux qui en étaient atteints, sans qu'un seul de mes malades l'ait contractée. Qu'enfin je leur ai réinoculé la petite vérole à deux époques différentes, la première après un an, et la seconde après quatre ans d'intervalle depuis l'opération de la vaccine, et que j'ai toujours obtenu le même résultat. J'espère qu'un semblable succès obtenu sur un si grand nombre d'individus, et à des périodes éloignées, ne sera plus attribué à la différente espèce de tempéramens ; mais bien à la vraie cause à laquelle il est dû, à l'influence préservative de la vaccine ; c'est une loi de l'économie animale qui est à présent démontrée et hors de doute, comme la connaissance de l'effet du feu sur la chair.

Mes expériences personnelles et les rap-rapports qui nous ont été transmis sur son action ne forment pas, à beaucoup près, la moitié des exemples que l'on s'est procurés du pouvoir préservatif de la vaccine ; et le révoquer en doute, serait aussi absurde que de douter de l'action de l'eau sur le liège. Quant à moi, je maintiens qu'il n'y a aujourd'hui qu'un ignorant ou un être esclave d'un faux préjugé qui puisse contester l'efficacité de la vaccine. On nous a cependant rapporté que quelques docteurs se refusaient encore en ce moment à l'évidence ; mais j'aime à me flatter que ce rapport est mensonger ; car le vrai médecin n'est pas un homme sans jugement ; et à l'égard des préjugés vulgaires, il est à espérer que ces brouillards qui obscursissent le bon sens, se dissiperont bientôt aux rayons éclatans de la vérité.

J'ai été à même de me procurer des exemples nombreux de la même nature, dans le cours de mes opérations, en ma qualité de médecin du dispensaire de Marielebone. Je n'en citerai, cependant, que quelques-uns des plus importans, les autres me paraissant inutiles et fastidieux. J'observerai l'ordre de leurs dates.

Je vaccinai, il y a cinq ans, John King, âgé de trois ans, et Thomas, d'un an et demi, enfans d'un péager qui demeure rue Margaret, au coin de la grande rue Portland, et ils n'éprouvèrent qu'une très-légère indisposition. Quelques temps après la nièce de M. King vint de la campagne, et à son arrivée à la ville, tomba dangereusement malade de la petite vérole naturelle. John King coucha avec elle pendant tout le cours de la maladie ; Les deux frères ne la quittaient pas de la journée, et M. King rapporte qu'ils ont souvent fréquenté depuis des enfans attaqués de la petite vérole, sans jamais chercher à les éviter. Pour m'assurer plus pertinemment du fait, je leur ai inoculé la petite vérole à des intervalles éloignés ; mais l'opération de la vaccine les avait préservés de la contagion de cette maladie.

Je vaccinai, il y a quatre ans, Elisabeth Resticaux, demeurant Castle-Street, marché d'Oxford, elle eut une vaccine très-bénigne, ainsi que cela arrive le plus souvent ; un an après, trois enfans qui demeuraient dans la même maison, furent attaqués d'une petite vérole naturelle, très-sérieuse ; elle n'a cessé de se tenir auprès d'eux, elle a depuis été fréquemment, à mon invitation, dans des maisons où régnait cette maladie, je lui ai inoculé, en outre, deux fois la petite vérole, et une seconde fois la vaccine, à divers intervalles, sans que cela ait produit d'autre effet que la légère écorchure de la lancette.

Je vaccinai, il y a cinq ans, Margaret Pitchet; quelques mois après l'opération, un enfant de la même maison, n°. 8, Dukels-Court, Bow-Street, eut la petite vérole naturelle, et fut couvert de pustules de la tête aux pieds. Ces enfans continuèrent de jouer ensemble, comme de coutume, sans se communiquer la contagion variolique, ayant inoculé Pitchet une douzaine de fois depuis, à différentes époques, je l'ai toujours trouvé inaccessible à la petite vérole.

Mary, Robert, Thomas et Alexandre Routledge, demeurant Cour Ste.-Anne, subirent l'inoculation vaccinale. On envoya exprès Mary à un de ses parens, dont l'enfant venait de gagner la petite vérole naturelle, et elle y resta trois semaines; mais l'effet de la vaccine la préserva de la contagion. Un locataire de la même maison qui avait refusé de faire vacciner ses deux enfans, à cette époque, eut la douleur de les voir mourir de la petite vérole naturelle quelques semaines après.

Marie Hutchings, concierge du Rév. M. Townsend, auteur du *Voyage en Espagne* étant venue habiter à la ville avec son mari, m'avait chargé de vacciner son enfant, qu'elle tenait sur ses bras, avec celui d'un de leurs amis ; ce dernier fut attaqué de la petite vérole naturelle, et eut bien de la peine à se rétablir ; néanmoins, l'enfant de Marie Hutchings ne contracta point la contagion, la vaccine l'en avait préservé.

Le même cas se présenta chez Miss Britain, Pitt-Street, n°. 3., dont l'enfant échappa à la petite vérole par le secours de la vaccine, et cependant les deux enfans de la maison voisine, que fréquentait celui-ci, sont morts de la petite vérole naturelle.

J'ai inoculé John Thomas et William Plant, qui demeurent Cour Edouard, même rue, et leur vaccine a été très-bénigne. Un autre enfant fut inoculé de la petite vérole, et eût une quantité prodigieuse de pustules. Ces enfans, habitant la même maison, mangeaient, buvaient et restaient constamment ensemble, mais sans se communiquer la contagion. J'inoculai ensuite plusieurs fois ces trois premiers avec le virus variolique, et chaque fois l'épreuve fut la même.

Dans beaucoup de cas, quand on m'amenait deux enfans de la même famille, j'inoculais à l'un la vaccine, et à l'autre la petite vérole, et je remarquais que le sujet vacciné était toujours le mieux préservé.

Progrès de la vaccine dans le Nord.

Frappée jusqu'à l'évidence de l'heureuse efficacité de la vaccine la comtesse de Darlington, fille de la duchesse de Bolton, sœur du comte de Lonsdale, fit vacciner son dernier enfant, quoique Lord Barnard et quatre autres enfans du comte de Darlington eussent été très-peu incommodés de l'inoculation de la petite vérole. Le colonel Lowther, membre du parlement pour la province de Westmoreland, qui était chez sa seigneurie, fit aussi vacciner un de ses enfans, quoiqu'il en eût déjà fait inoculer sept autres de la petite vérole ; et le colonel Satterthwaite, membre pour Cockermouth, bourg appartenant à sa seigneurie, se trouvant alors à Lowther et venant de perdre depuis peu un enfant déjà grand, par suite de l'inoculation de la petite vérole, fut flatté de saisir cette occasion et me pria de lui donner du virus vaccin pour envoyer à son beau frère, le docteur Head. Le capitaine Preston de Warcop étant venu à Lowther, suivit cet exemple en déclarant que le motif qui l'avait empêché de faire inoculer jusques là la petite vérole à ses enfans était la crainte de propager cette maladie dans son village. La conviction de l'efficacité de la vaccine s'accrut si généralement parmi les habitans du pays, (persuadés particulièrement du pouvoir qu'elle possède contre la contagion de la petite vérole, de ce qu'elle est infiniment plus douce que cette maladie, qu'elle n'est ni morbifique ni épidémique et qu'elle n'occasionne point ou très-peu d'indisposition) qu'ils accoururent en foule des environs de Lowther pour me prier de les faire coopérer aux avantages résultant de cette découverte ; et pendant plusieurs jours, je me trouvai dans le cas de vacciner souvent jusqu'à cent personnes par jour, grâces à l'obligeante assistance de M. Storey de Penrith, apothicaire de sa seigneurie, qui voulut bien me seconder dans ces fonctions salutaires. C'était un tableau charmant de voir quantité de beaux villageois réunis à Lowther dans le but de se faire administrer la vaccine ou de la faire administrer à leurs enfans, afin de se préserver pour l'avenir des horribles ravages de la petite vérole ; et leur courageux empressement était tel que je vaccinai en une seule matinée plus de cent personnes, (1) en présence de M. Storey. Un seul enfant, s'il m'en souvient bien, témoigna quelqu'effroi à la vue de la lancette, mais aucun autre de ses camarades ne montra de crainte. L'affluence des charettes, des chariots et des chevaux était telle qu'il y avait des femmes qui venaient à Lowther vendre des gâteaux et des fruits comme un jour de foire ; ce fut au point

---

(1) J'en ai vacciné en une seule matinée cent dix, depuis l'âge de six semaines jusqu'à quarante deux ans; et quand je leur demandai s'ils seraient venus en aussi grand nombre se faire inoculer la petite vérole, il y en eut très peu qui ne répondissent qu'ils désapprouvaient cette inoculation, les uns parce qu'elle avait causé la mort à tel et tel de leurs parens et amis, les autres par d'autres motifs; que d'ailleurs leur tems était trop précieux pour l'employer à soigner des familles entières malades. Plusieurs répondirent en riant que leur bourse ne leur permettait pas d'en faire les frais, et, loin d'en trouver un seul qui eut la plus légère incertitude sur l'efficacité de la vaccine, ils la reçurent tous avec des témoignages de joie et de reconnaissance.

que le receveur du droit de passe voulut, à toute force, que j'eusse mon passage franc, en me disant que sa barrière ne lui avait jamais rapporté jusqu'alors autant d'argent. Le nombre des personnes que j'ai vaccinées, pendant mon séjour à Lowther, s'élève à mille environ; et, en calculant ce que les autres ont pu faire depuis, à mon imitation, j'ai lieu de croire que le nombre de ceux qui le sont maintenant, peut être porté à vingt mille.

Sir James Graham, de Netherby, près de Long-Town, sur les frontières de l'Ecosse, étant très-indiposé, vint chez le comte de Lonsdale, à la sollicitation de sa seigneurie, dans le dessein de me consulter; et ayant été témoin des heureux effets de la vaccine, il emporta du virus vaccin pour faire inoculer son neveu (fils du Rév. M. Graham, recteur à l'université d'Arthuret) et transmettre les heureux effets de la vaccine à ses concitoyens. J'ai l'avantage de mettre sous les yeux de mes lecteurs la lettre contenant les témoignages flatteurs que j'ai reçus à cette occasion.

« Mon cher monsieur,

» J'ai eu le plaisir de recevoir votre
» obligeante lettre. Mon petit garçon a été
» vacciné sous des auspices si favorables,
» que s'il a eu de la fièvre, ce n'a été qu'un
» léger accès qui lui est survenu la onzième
» nuit. Il a communiqué hier le virus vac-
» cin à sept enfans. Je suis ravi d'ap-
» prendre que la santé de lord Lonsdale
» aille mieux, et j'espère que vous le re-
» mettrez bientôt en parfaite santé ; veuil-
» lez bien faire agréer mes respects à sa
» seigneurie. Mon frère et son épouse
» vont beaucoup mieux depuis qu'ils sui-
» vent vos ordonnances.

» J'ai l'honneur d'être, mon cher
» monsieur, etc.

» FERGUS GRAHAM.

» *Arthuret*, 24 *novembre* 1800.

Je désirais, également, établir l'usage de la vaccine à Carlisle, qui n'est qu'à une distance de neuf milles de Long-Town, et le docteur Heysham, médecin distingué de cette ville, offrit de donner l'exemple à ses concitoyens, en faisant vacciner son propre enfant qui n'avait alors que six semaines.

Ne voulant rien négliger pour la propagation de cette découverte, je fis prix, moyennant une guinée, avec un des villageois qui partit à cheval pour Carlisle avec son enfant (Marie Brown, petite fille de cinq ans, qui avait une pustule dans l'état convenable à la transmission du virus,) et aussitôt son arrivée à Carlisle, après un voyage de vingt-six milles, le docteur Heysham vaccina neuf personnes avec le secours de cet enfant, ainsi que je vais en justifier par la lettre suivante :

« *Carlisle*, 13 *novembre* 1800.

» Mon cher monsieur,

» Je vous fais les plus sincères remerci-
» mens de votre lettre obligeante, et je
» suis sûr que les habitans de cette ville
» vous ont la plus vive obligation du soin
» généreux que vous avez pris de leur
» envoyer un enfant nouvellement vacciné.
» J'ai déjà fait vacciner neuf enfans, en
» ma présence, et beaucoup d'autres doi-

» vent suivre demain le même exemple.
» Aussitôt que le virus aura les qualités
» transmissibles, je ferai publier que l'on
» vaccinera généralement à notre dispen-
» saire tous ceux qui desireront subir cette
» opération. Par ce moyen, je n'ai pas le
» moindre doute que l'usage n'en devienne
» universel dans nos environs. Ma petite
» fille a été vaccinée aussitôt que votre
» seconde lancette m'est parvenue; elle l'a
» été hier pour la troisième fois avec une
» lancette que sir James Graham a eu la
» complaisance de m'envoyer, mais le
» virus n'a pas pris. Je me conformerai à
» votre *P. S.*, et j'aurai soin de recom-
» mander à tous les chirurgiens de ne faire
» usage que de lancettes bien propres, et
» de n'employer que du virus recueilli à
» l'époque convenable.

» J'ai l'honneur d'être, mon cher
» monsieur, etc.

» JOHN HEYSAM. »

La lettre qui suit donnera connaissance des heureux succès qui ont couronné les premières expériences faites à Carlisle :

» Mon

« Mon cher monsieur ,

» M. L'Alderman Richardson s'est pré-
» senté chez moi avec la lettre dont vous
» avez bien voulu m'honorer ; mais j'étais,
» alors, à la campagne, et comme je
» sais qu'il a intention de retourner au-
» jourd'hui ou demain matin à Lowther ,
» je profite de cette occasion pour vous
» informer que tous les sujets qui ont été
» vaccinés ici, depuis le voyage de la petite
» fille, ont éprouvé les effets les plus sa-
» lutaires. Il n'y en a eu aucun qui ait eu
» un accès de fièvre violent , ni d'autre
» genre de maladie qui ait excité le plus
» petit mal-aise.

» Quant à mon enfant, nous ne sommes
» pas si heureux, la vaccine n'a pu prendre
» sur elle, quoiqu'inoculée avec la matière
» sèche que vous avez eu la bonté de m'en-
» voyer ; et depuis que nous avons reçu
» la matière fraîche, nous avons été dans
» la cruelle nécessité de la changer deux
» fois de nourrice; et, en ce moment, qui
» est celui des maladies ordinaires aux

» enfans, je me vois obligé de différer la
» vaccination.

» J'ai l'honneur d'être, etc.
» JOHN HEYSAM. »

Au retour de la petite fille, j'eus grand soin d'observer les effets d'un si long voyage entrepris dans une saison si défavorable, et je remarquai, avec plaisir, que la fièvre avait été très-légère, et qu'il ne lui était survenu que deux pustules au visage qui subirent parfaitement les effets de la maturité et de la dissécation. Le docteur Heysam défraya généreusement le père de ses dépenses à Carlisle ; miss Graham de Low-House, dans le voisinage, qui avait fait vacciner son enfant, lui donna seize francs, et le docteur Blamire qui recueillit du virus de l'enfant, donna au père la même somme ; il reçut, en outre, plusieurs présens dont il eut l'honnêteté de me faire l'aveu, en refusant le prix que j'étais convenu de lui donner ; mais je persistai à exécuter les conditions de notre traité.

Les deux lettres suivantes justifieront mes efforts pour propager à Whitehaven l'usage de la vaccine.

Whitehaven, 25 *octobre* 1800.

« Monsieur,

» J'ai remis, au docteur Dixon, vos
» observations touchant la vaccine ; il me
» charge de vous témoigner qu'il vous a
» les plus hautes obligations, et vous prie
» de vouloir bien lui envoyer du virus
» vaccin avec les détails nécessaires sur la
» manière de l'inoculer. Il pense qu'il ser-
» vira de préservatif à un grand nombre
» des habitans de ce pays. (1)

» J'ai l'honneur d'être, monsieur, etc.

» JOHN BOWNESS. »

Au docteur Thornton, à Lowther.

Whitehaven, 21 *novembre* 1800.

« Monsieur,

» J'ai reçu, hier soir, de mon père,

---

(1) Le docteur Dixon, le docteur Crostwaite et M. Hamilton ont depuis introduit l'usage de la vaccine au dispensaire de Whitehaven, et l'ont inoculé à un grand nombre de personnes.

» une lettre par laquelle il m'informe que
» vous désirez savoir quels effets la vac-
» cine a opérés sur mon frère. Je saisis
» avec empressement cette occasion pour
» vous témoigner ma gratitude du service
» important que vous nous avez rendu
» en nous vaccinant tous deux, et vous
» assurer que nous n'avons qu'à nous
» louer des heureux effets de votre opéra-
» tion. J'ai inoculé le virus vaccin à plu-
» sieurs enfans de Workington et j'ai
» fourni à plusieurs docteurs la matière
» nécessaire pour en faire autant. Le 22 de
» ce mois ; après demain, je dois vacciner
» environ vingt enfans des ouvriers de sa
» seigneurie.

» J'ai l'honneur d'être, etc.

» WILLIAM BRYHAM. » (1)

―――――――――――――

(1) William Bryham est directeur des mines de charbon de lord Lonsdale, et a, depuis, vacciné plus de cinq cents personnes. L'inoculation vaccine de sa sœur est citée, des premières, sur la liste des personnes que j'ai opérées au village de Lowther.

La ville de Lancastre n'a pas été oubliée ainsi qu'on va le voir par la lettre suivante :

Au docteur Thornton, à Lowther.

Lancastre, 10 *décembre* 1800.

« Mon cher monsieur,

» J'ai reçu, ce soir, de Miss Dilworth, (fille de M. Yarker) une petite quantité de virus vaccin, dont je pense que je vous suis redevable, et dont je vous offre mes sincères remercîmens. J'ai éprouvé beaucoup de difficultés à introduire ici ce nouveau mode d'inoculation, et, sans le secours d'une dame judicieuse et instruite, Lancastre ne connaîtrait pas encore ses heureux effets. J'ai vacciné depuis plusieurs personnes, à mon entière satisfaction, et j'ai proposé, ces jours derniers, à mon ami, M. Baxendale, depuis longtems mon collègue au dispensaire de Lancastre, de vacciner *gratis* les pauvres de la ville et des environs. C'est avec plaisir que je vous apprends que ma proposition a reçu son

» approbation, ainsi que celle du docteur
» Campbell et que nous devons com-
» mencer nos opérations sous peu de jours.

» Je suis, mon cher monsieur, etc.

» J. A. BRATHWAITE. »

Je me suis aussi occupé de la ville d'Appleby, ainsi que le prouve la lettre suivante :

Appleby, 17 décembre 1800.

« Mon cher monsieur,

» J'ai inoculé, cette semaine, le virus
» vaccin à quinze individus, sur lesquels,
» à l'exception d'un ou deux, (qui me
» laissent encore quelque doute) l'opération
» a réussi, et les pustules ont la plus belle
» apparence. Les préjugés de la classe du
» peuple contre la vaccine sont entière-
» ment anéantis ; et je suis intimement per-
» suadé que, dans peu de tems, l'usage
» de ce nouveau genre d'inoculation de-
» viendra général. Je ne manquerai pas de
» vous faire part des observations que

» m'auront fourni les malades confiés à
» mes soins.

» J'ai l'honneur d'être, monsieur, etc.

» John Bushby. »

Je n'ai pas négligé davantage la ville
d'Ulverstone.

« Mon cher monsieur,

» Avec la lancette que vous m'envoyâtes
» dernièrement j'ai vacciné Rigge ; mais
» je crains, par l'apparence des incisions
» ou plutôt des piqûres, de ne point obtenir
» le succès qui a couronné les premiers es-
» sais que j'ai faits de cette nouvelle et ex-
» cellente méthode. J'ai ici du virus vaccin
» que j'ai recueilli sur quelques-uns de mes
» malades, mais par un préjugé qu'il vous
» sera facile d'excuser, les amis de ce der-
» nier ne se persuadent pas que je puisse
» réussir avec d'autre matière que celle qui
» me viendra directement de vous. Je vous
» prie en conséquence de vouloir bien
» m'envoyer pour lui du virus frais, aussi-
» tôt que cela vous sera possible. Quand

» j'avais autrefois occasion d'envoyer du
» pus variolique à une certaine distance,
» j'ai imaginé que le plus sûr moyen était
» de l'enfermer dans deux morceaux de
» verre quarrés appliqués l'un contre l'au-
» tre, et liés avec un morceau de fil.

» J'ai déjà vacciné, avec votre premier
» virus, vingt ou trente personnes de dif-
» férens âges qui, toutes n'ont éprouvé
» que peu ou point de fièvre, ni d'indis-
» position sérieuse, sauf l'inflammation
» locale des parties piquées : j'en excepte
» seulement une circonstance, celle de la
» fille de M. Sandy de Grathwaite-Hall,
» qui eut la fièvre le cinquième jour de la
» vaccination, et sur le visage trois pus-
» tules qui étaient pleines d'un fluide plus
» transparent que celui qu'ont coutume de
» contenir ordinairement les pustules va-
» rioliques ; mais elles se desséchèrent
» comme la pustule formée au bras.

» Veuillez agréer mes sincères remer-
   » cîmens de toutes vos obligeances,
   » et me croire, mon cher mon-
   » sieur, etc.

» WILLIAM HARRISON. »

Ulverstone, 1er. *décembre* 1800.

Je pourrais citer aussi Penrith, Kendal, Temple-Sowtherby, et plusieurs autres villes des environs de Lowther, dans lesquelles j'ai introduit l'usage de l'inoculation de la vaccine, mais je croirais abuser de la complaisance de mes lecteurs. Je puis maintenant me livrer au consolant espoir d'avoir par ces opérations extirpé, pour le moment, la petite vérole de cette contrée éloignée de la capitale d'Angleterre; car, un an après l'inoculation du village de Lowther, ayant prié M. Storey de réinoculer la petite vérole à ces villageois, il me fit la réponse suivante :

Penrith, 7 novembre 1801.

« Mon cher monsieur,

» J'ai reçu la lettre que vous m'avez fait
» l'honneur de m'écrire, et je me ferais
» un plaisir de remplir les intentions qu'elle
» contient, si je pouvais trouver du virus
« variolique. J'ai envoyé à Carlisle, à
» Keswick, Appleby, etc., et je suis très-
» assuré qu'il *n'y a, à présent, dans ces*
» *endroits, aucun individu attaqué de*
» *la petite vérole*, graces aux secours
» miraculeux de la vaccine que vous y

» avez administrée. J'ai d'abord été, sui-
» vant vos desirs, à Lowther pour com-
» muniquer votre lettre à lord Lonsdale,
» et sa seigneurie m'a répondu qu'elle ne
» se refusait pas à faire réinoculer la petite
» vérole aux enfans du village, ce qui
» serait déjà fait si j'avais eu les élémens
» nécessaires : vous pouvez être assuré
» qu'aussitôt que je pourrai me les pro-
» curer, je me ferai un devoir de vous
» satisfaire.

» J'ai l'honneur d'être, etc.

» RICHARD STOREY. »

Sur cette réponse j'eus occasion d'envoyer à M. Storey, à Penrith, du pus variolique entre deux morceaux de verre pour réinoculer les habitans du village de Lowther, et le rapport qu'il m'adressa fut ainsi conçu :

Penrith, 20 novembre 1801.

« Mon cher monsieur,

» Les verres contenant le virus vario-
» lique, que vous m'avez envoyés, me
» sont parvenus en bon état, et je me suis
» fait un plaisir de réinoculer les personnes
» que vous avez vaccinées l'an dernier au

» village de Lowther. J'ai remarqué,
» avec une vive satisfaction, que la petite
» vérole n'a pu avoir d'action sur les sujets
» réinoculés, et que les places où j'ai in-
» séré la matière, se sont refermées peu
» de jours après, n'ayant éprouvé qu'une
» simple altération locale. Cette dernière
» épreuve couronne le succès des opéra-
» tions que vous avez faites à Lowther :
» sa seigneurie en a ressenti la joie la plus
» sincère, et me charge de la rappeler
» dans votre souvenir, et qu'il vous sou-
» haite, monsieur, bien sincérement,
» toutes les récompenses que votre géné-
» reuse sollicitude pour le bonheur du
» genre humain et les progrès des sciences
» vous ont si justement méritées. (1)

» J'ai l'honneur d'être, monsieur, etc.

» RICHARD STOREY.

La disparution de la petite vérole dans

---

(1) Comme nous nous sommes appliqués à rendre littéralement l'ouvrage du docteur Thornton, nou n'avons pas cru devoir supprimer aucun de ces détails qui paraîtront peut-être un peu longs à nos lecteurs.
(*Note du Traducteur*.)

un si grand nombre de villes du nord de l'Angleterre, par l'effet de la vaccine, doit causer la plus vive satisfaction à tout être doué de sensibilité; et quoiqu'elle ne soit que le prélude d'une plus vaste conquête, je veux dire de l'extirpation de la petite vérole de toute la surface du globe, j'estime que, dans notre faible opinion, nous devons l'envisager comme l'aurore de ce jour éclatant où les rayons bienfaisans de la vaccine, semblables à ceux du soleil, étendront leur glorieuse influence dans tous les climats. Déjà elle a été accueillie dans la majeure partie des villes civilisées du globe habité, et promet de combler, avant peu, la juste attente de ses plus ardens défenseurs, en recevant une adoption générale, soit de la seule volonté des peuples doués de la raison naturelle, soit par l'interposition des autorités législatives. — Lorsque la petite vérole prit naissance à Otahïti, et que ses ravages s'étendirent au point de menacer l'état d'une subversion générale, ces sauvages privés des lumières de la science, rendirent des lois au moyen desquelles ils arrêtèrent les progrès de ce fléau dévastateur. — Avec quelle juste raison n'avons-nous pas droit d'attendre l'anéantissement de cette implacable ennemie du genre humain dans des siècles où les lumières abondent, surtout parmi les chefs des états, et où nous possédons, pour nous garantir de sa contagion, des expédiens plus efficaces que des lois coërcitives, l'*inoculation de la vaccine*, dont l'usage sera peut-être un jour décrété dans tous les états ; car personne ne doit ici bas exister pour lui seul, et chaque membre de la société appartient au corps de la société en général. Ainsi le foyer contagieux ne trouvant plus d'étincelles pour porter la destruction et la mort chez toutes les nations, la consolante perspective de l'anéantissement de la petite vérole viendra s'offrir à tous les peuples du globe habité, et fermera les plaies encore récentes que ce fléau faisait à la société. Déjà les gouverneurs de l'Inde ont ordonné l'usage général de la vaccine, et des millions d'habitans s'y étant soumis, la petite vérole a fui loin des Indes Orientales. (1)

---

(1) En Angleterre un ordre semblable pourrait être regardé comme un attentat à la liberté ; mais les législa-

RÉCAPITULATION.

I.

On reconnait à plusieurs signes la différence qu'il y a entre la pustule de la vaccine et celle de la petite vérole.

II.

Quand la vaccine est inoculée elle ne produit jamais de maladie éruptive comme l'autre, mais seulement, d'ordinaire, une pustule locale.

III.

La vaccine ne produisant qu'une

---

teurs trouveraient leur excuse dans des considérations de justice en défendant l'inoculation de la petite vérole qui, encore bien qu'elle possède une efficacité particulière, est néanmoins envisagée avec raison, comme un fléau public. Les preuves de ce fait ont été démontrées dans les pages précédentes de cet ouvrage.

pustule, la matière qu'elle produit n'est pas résorbée en quantité suffisante pour donner lieu à une fièvre secondaire comme cela arrive souvent dans la petite vérole (1), et si le cas de la fièvre se présente, les atteintes en sont beaucoup plus douces que de celle de la petite vérole.

IV.

Au moyen des nombreux résultats de l'expérience, on peut affirmer aujourd'hui que jamais la vaccine contractée, soit naturellement, soit par le procédé de l'inoculation, ne cause la mort.

V.

La vaccine ne défigure jamais.

---

(1) L'auteur pense que la fièvre secondaire n'a pas lieu comme dans la petite vérole, parce que la matière vaccinale n'est pas résorbée en quantité suffisante : ne peut-on pas, d'après son aveu, tirer cette conséquence que dans tous les cas où la matière vaccinale sera absorbée en plus grande quantité, l'action générale du fluide vaccin se fera sentir sur l'économie animale. Voyez nos réflexions sur l'absorption de la matière vaccinale, page 25.   (*Note du traducteur.*)

VI.

La vaccine ne produit jamais la cécité.

VII.

La vaccine est une maladie si bénigne qu'elle ne dérange jamais plus d'un ou deux jours, et ce, encore très-rarement, le malade de ses occupations habituelles.

VIII.

De même que la vaccine ne fait perdre aucun tems; de même elle n'occasionne d'autre dépense que celle de l'inoculation, qui s'administre, d'ordinaire, gratuitement.

IX.

L'inoculation générale de la vaccine n'entraîne point d'inconvéniens comme celle de la petite vérole.

X.

La vaccine, au contraire de la petite vérole,

vérole, peut être inoculée à tous et en toutes circonstances.

XI.

La vaccine ne laisse après elle aucune humeur maligne.

XII.

Son efficacité, comme préservatif de la petite vérole, est aussi constante que celle de la petite vérole naturelle elle-même ou que celle de son inoculation.

Que les ennemis de la vaccine, s'il est possible qu'il en existe encore, argumentent méthodiquement, comme je l'ai fait; et qu'ils opposent une réponse à chacun des chefs que j'ai posés. Qu'ils disposent en ordre leurs réfutations, non d'après les conjectures frivoles de l'imagination, mais d'après des faits authentiques, et alors leurs travaux mériteront un examen attentif.

Pour le moment il serait impossible de répliquer à de vagues objections que l'on trouve jetées au hasard dans quelques livres entièrement ennemis des progrès de la vaccine.

On peut, cependant, réduire à deux points les principales objections :

1°. Le premier consiste à examiner si elle est un préservatif aussi efficace que l'inoculation de la petite vérole.

2°. Le second si elle est réellement un préservatif.

Sur le premier point l'imagination a eu tout le tems de s'exercer.

Comment prononcer sur les effets d'une drogue, si ce n'est d'après son application ?

Qui pourrait dire : le jalap et la rhubarbe purgent, l'ipécacuanha fait vomir, à la seule inspection de ces drogues ?

Qui pourrait s'imaginer que le simple frottement d'un morceau de verre amalgamé avec de la soie produise sur nos sens l'effet miraculeux des éclairs et du tonnerre ?

Qui est-ce qui nous démontre que la contagion qui tue des milliers d'animaux brutes ne peut nous être communiquée ?

D'où nous vient la connaissance que nous avons que la petite vérole ne peut être transmise aux animaux ?

De même que ces conjectures dépassent les limites de notre entendement, de même les effets de l'inoculation de la vaccine sur nos corps ne pouvaient être reconnus que par les expériences.

Comme la différence est grande, entre la nature des hommes et celle des animaux, on aurait pu conjecturer qu'elle n'aurait produit aucun effet sur les premiers, si l'on n'avait vu qu'ils la prenaient naturellement.

Or nous savons que l'inoculation, de façon ou d'autre, tempère la maladie.

Le docteur Jenner a donc eu raison d'espérer que la vaccine inoculée serait plus douce que contractée accidentellement ; et qu'elle produirait le même effet.

L'évènement a incontestablement justifié cette conséquence. Mon estimable ami, le docteur Moseley, a agi avec prudence, en combattant la précipitation avec laquelle on se livrait à une telle découverte ; car le tems seul pouvait justifier les conjectures que l'on devait former sur l'introduction d'un procédé si nouveau. (1)

Dans l'origine, quelques personnes poussèrent la sottise assez loin pour faire naître, probablement à l'imagination des gens bornés, que la transmission de la maladie d'une vache à un corps humain pouvait occasionner à ce dernier les différentes humeurs qui appartiennent à la nature des bêtes. (2) D'autres, que l'enfant vacciné

---

(1) Ce tems est, je pense, arrivé, et comme le docteur Moseley joint à une grande générosité une grande force d'esprit, j'espère le voir bientôt se montrer aussi ardent défenseur de la bonne cause, qu'il s'est montré, dans le principe, son antagoniste. Ayant plus qu'aucun autre médecin approfondi la science des maladies des Tropiques, je ne doute pas qu'il ne mette autant de zèle à concourir aux progrès d'une science qui lui a déjà tant d'obligations.

(2) Le docteur Willan m'a déclaré très-récemment qu'on l'avait souvent consulté sur des éruptions soi-disant survenues aux enfans après la vaccination ;

perdrait l'esprit pour prendre la brutalité d'un veau. D'autres furent assez insensés pour croire qu'il pousserait à l'enfant des cornes et une longue queue velue.

Mais au lieu de toutes ces absurdités, la véritable conséquence de cette transmission a été une seule pustule locale, peu ou point d'indisposition et l'impossibilité de jamais contracter une maladie dégoûtante, cruelle et dévastatrice, qui de nos jours moissonnait, à la connaissance de tout le monde, un individu par minute.

Dieu soit béni! La vaccine n'a engendré d'humeurs, de cornes et de queues que dans l'imagination des gens exaltés et insensés. Les raisonnemens de ceux-ci reposent sur la malignité et sur un préjugé vulgaire. Il n'en est pas de même de l'opinion réfléchie du praticien qui ne tire ses conséquences que des faits passés sous ses yeux. (1)

---

mais ces éruptions seraient survenues de même, quand ces individus n'auraient pas été vaccinés. Il n'a jamais vu d'humeurs occasionnées par la vaccine.

(1) On a lieu d'être surpris qu'un praticien aussi expérimenté que le docteur Squirrel ait raisonné, dans ce tems, sur le compte de la vaccine dans la supposition qu'elle provenait originairement du cheval. Il est

Ceux qui ont sonné l'alarme de la sorte n'avaient jamais vacciné de leur vie, sans quoi ils eussent écrit différemment. Leur expérience leur aurait démontré la douceur de ce genre d'inoculation, et ils auraient admiré le génie de l'homme qui a su le substituer à celui de l'inoculation de la petite vérole.

De même que la petite vérole inoculée est d'ordinaire cent fois moins funeste que la petite vérole naturelle, de même la vaccine est cent fois plus bénigne que l'inoculation.

Et comme il est de la prudence de l'homme de choisir de deux maux le moindre, la préférence doit être donnée indubitablement à l'inoculation vaccine.

Si j'avais eu des conjectures à former, je me serais dit que nous vivions dans un siècle éclairé, sous lequel on avait fait

---

certainement bien démontré que l'origine d'un remède n'est d'aucune conséquence quant à son efficacité ; car nous savons tous que les plus violens poisons, administrés habilement, entrent dans la classe de nos meilleurs remèdes. Ces objections ainsi que celles élevées, dans le principe, par le docteur Moseley, ne viennent absolument que d'un défaut d'expérience personnelle de la vaccine.

d'intéressantes découvertes, et que Dieu ayant daigné, dans sa bonté infinie, nous accorder l'inoculation de la petite vérole pour opposer au fléau de la petite vérole naturelle, pouvait bien manifester encore davantage sa bonté pour nous, en nous envoyant un préservatif plus efficace que cette inoculation.

Ce cas existe présentement ; l'expérience de tous les jours le démontre.

C'est donc aujourd'hui le devoir de tout honnête praticien de dessiller les yeux du public, et de lui montrer les choses dans leur véritable jour, de crainte qu'un funeste et faux préjugé ne le prive des avantages de cette inapréciable découverte.

Sur le second point, touchant son efficacité comme préservatif de la petite vérole, il ne me paraît pas très-nécessaire d'entrer en matière, ce point ayant déjà été résolu dans les pages précédentes ; cependant il est bon de répondre à quelques faits contradictoires publiés avec empressement, et qui ont produit sur l'esprit du public une fausse impression.

Supposons que les cas accidentels d'inéficacité produits par M. Goldson de Portsmouth aient quelque chose de vraisemblable.

Il faut d'abord admettre que tous ces malades aient été régulièrement vaccinés; c'est ce dont M. Ring nous a permis de douter.

« M. Goldson, dit-il, argumente de la bonté de la matière employée par lui à Porsmouth de ce qu'elle lui a été envoyée par un bureau public ; mais il ne justifie pas qu'il ne se l'est pas procurée de quelqu'endroit où l'on négligeait l'excellente regle prescrite par le docteur Jenner pour la recueillir. Il ne nous dit pas, qu'au lieu de cela, on la recueillait souvent à une période si avancée, qu'elle ne pouvait produire que des pustules bâtardes, et n'occasionner que du désagrément dans son application.

« De même que M. Goldson n'a point prouvé que la matière fut originairement bonne, de même il ne nous dit pas si elle avait séjourné sur les lancettes assez de tems pour s'altérer avant que d'être envoyée à Portsmouth. C'est cependant ce qu'il y aurait de plus vraisemblable, étant recueillie de la manière la plus mauvaise de toutes, sur des lancettes qui ont à remplir deux fonctions, à chacune desquelles elles ont pu mettre un tems assez long pour se rouiller. M. Goldson observe lui-même, avec raison, que le succès de la vaccination est facile à détruire, soit par la mauvaise qualité originaire de la matière, soit par sa détérioration subséquente, ou enfin par une décomposition qu'une infinité de raisons peuvent occasionner.

« M. Rickman inocula la vaccine à cinq marins avec du pus qu'il avait reçu de Londres, et, avec la matière par lui recueillie sur le bras d'un de ceux-ci, il inocula Clarke dont le cas fut communiqué au comité de la chambre des communes. Cet homme, suivant ce qu'on rapporta, eut ensuite la petite vérole. Dans un cas de cette importance, il serait essentiel de s'assurer, autant que possible, s'il avait jamais eu la vaccine.

« Pour établir un jugement solide dans cette circonstance, il est bon de rappeler que le virus provenait d'une source douteuse, qu'il n'avait pas encore été recueilli le onzième jour, que pendant ce tems il lui arrive souvent de perdre une grande partie de sa vertu, et qu'il devient susceptible de produire une pustule bâtarde ; que d'ailleurs, dans l'opération dont il s'agit, il n'y avait pour témoins de ses effets que des gens qui n'avaient pas la moindre prétention à aucune connaissance ni expérience de pratique. Il n'est donc pas étonnant que la Chambre des communes ait regardé cette occurrence comme d'une importance nulle, mise sur-tout en opposition avec les témoignages parfaitement évidens produits par le docteur Jenner.

« M. Goldson semble douter qu'il puisse y avoir lieu à une vaccination imparfaite. Il ne serait pas difficile au petit nombre de ceux qui ont lu sa brochure de résoudre cette question, et il ne faut pas se dissimuler que, quelque nature qu'ait la vaccination, qu'elle soit traitée avec perfection ou avec imperfection, il est très-possible de présenter un rapport très-défectueux sur les circonstances qui l'accompagnent.

« M. Goldson nous informe que M. Rickman a vacciné un enfant dont il a grand soin de nous décliner les noms et prénoms; il nous cite avec une soigneuse exactitude le mois et le jour de ce mois où l'opération s'est faite ; mais il se dispense de nous dire l'âge du virus et la source d'où il provenait.

« Il nous dit, qu'une des piqûres (lorsque sans doute il veut parler d'une des pustules) s'est desséchée très-promptement, mais il ne nous dit pas ce qu'est devenue l'autre, ni s'il s'est manifesté quelque pustule, soit de vaccine, soit d'une autre nature. Il a soin de nous apprendre qu'après cela l'enfant a eu la petite vérole, quoiqu'il suffise d'avoir un seul grain de bon sens pour ne s'en point étonner, et il semble penser que M. Rickman a fait preuve de bonne foi en attribuant cette circonstance à une vaccination imparfaite.

« Il nous dit que la survenance de la petite vérole après cette vaccination imparfaite éveilla l'attention de M. Rickman. Il est malheureux que son attention se soit endormie lorsqu'il manqua l'opération, sans cela il aurait sans doute fait ce qu'il est du devoir de tout praticien de faire en pareil cas, il aurait réinoculé son malade.

« Il n'est pas inutile de remarquer que

M. Goldson fait d'un côté un grand étalage de ses succès, et de l'autre un long relevé des fautes commises par les autres praticiens, et ce, dans un ouvrage contenant le plus long catalogue de fautes que l'on ait jamais publié et qui en est plein d'un bout à l'autre. Quoiqu'il en soit, c'est encore un paradoxe facile à expliquer. Quand M Goldson fit le rapport des résultats défavorables qu'il a obtenus dans la pratique de la vaccine, naturellement le public les eut attribués à sa mal-adresse s'il n'eut pris grand soin de dire que ses confrères avaient encore plus mal réussi que lui.

« M. Goldson nous dit que, dans le cours de ses expériences, M. Rickman, trouva que la matière prenait un caractère de purulence bien prématuré après le huitième jour. Rien ne prouve plus évidemment que cette matière n'était pas bonne. Telle était la source de la matière employée par M. Goldson et par d'autres gens de l'art des environs de Portsmouth. »

En second lieu, il faut que les malades aient contracté une petite vérole générale et non locale, et, à cet égard, le docteur

Woodville a cru devoir élever quelques doutes. (1).

Et après tout enfin, quand une exception accidentelle se serait présentée, que prouverait-elle contre une conséquence générale ?

Par exemple. On a vu des personnes ayant eu la petite vérole, soit naturelle, soit inoculée, contracter de nouveau cette maladie, et avoir la petite vérole deux fois. (2) Mais l'extrême rareté de ces cas ne détruit rien de l'évidence de ce fait : que la petite vérole inoculée préserve de la petite vérole naturelle.

Que dirions-nous d'un praticien, qui, ayant rencontré un ou deux de ces cas, ren-

---

(1) Quand je lui parlai de la brochure de M. Goldson, le docteur me dit : « que cet écrivain n'avait pas dépeint la petite vérole de manière à le convaincre que les malades par lui vaccinés eussent effectivement contracté cette maladie. » — Plusieurs de mes confrères, ainsi que moi, avons fait la même remarque en lisant cette brochure.

(2) Tous les livres de médecine rapportent nombre de ces cas rares et extraordinaires. Le docteur Lettsom en a remarqué deux dans sa propre famille, pendant le cours de sa longue carrière.

verserait la règle générale et ferait de la proposition mineure la majeure ?

Que penserions-nous pareillement de celui qui inférerait des propositions que je viens de supposer, « que la vaccine est impuissante ? »

De tels exemples pourraient, tout au plus, faire naître des doutes sur son efficacité *universelle*, mais non sur son efficacité *générale*. Je crois que M. Goldson fut également un des premiers qui propagèrent cette fausse doctrine : que la vaccine pouvait préserver pendant un certain laps de tems, mais que son pouvoir était indéfini, et qu'il fut du nombre de ceux qui cherchèrent ainsi à détruire la confiance que l'on avait en son efficacité réelle.

La postérité aura vraiment peine à croire qu'une telle doctrine ait jamais pu être accueillie et proclamée, et sur-tout par des gens qui ont des prétentions à la science de la médecine. On a osé fixer le tems préservatif de la vaccine d'abord à deux ans, puis à trois, puis enfin à quatre, comme on le fit pour l'inoculation de la petite vérole lors de sa découverte. (*Voyez Mead.*)

Pour répondre aux incrédulités, je justifierai que trois enfans de M. Henry Jenner, vaccinés il y a cinq ans, ont subi plusieurs fois depuis l'inoculation variolique, et qu'on les a exposés, chaque année, jusqu'à ce jour, à la contagion des petites véroles naturelles les mieux caractérisées, sans qu'ils aient contracté cette maladie. Pead, vacciné par le docteur Jenner, il y a plus de six ans, et Phipps, le premier qu'il ait vacciné, il y a plus de huit ans, (1) ont été souvent soumis impunément aux mêmes épreuves. Au printemps de cette année on leur a inoculé la petite vérole avec une matière recueillie dans le moment de la plus grande fermentation, et cependant ils ont résisté à l'infection.

La vaccine naturelle et la vaccine inoculée doivent subir à-peu-près les mêmes lois; et, de fait, la vaccine naturelle s'insinue toujours par une coupure faite à la main ou une simple écorchure à l'épiderme et par conséquent elle est une espèce d'inoculation. La durée de son efficacité a été souvent et très-pertinemment attestée comme on va le voir ici :

---

(1) Année 1796.

Preuve première.

Joseph Merret, actuellement garçon jardinier chez le comte de Berkeley, demeurant chez le fermier de Berkeley, eut la vaccine en 1770.

En 1793, on imagina de faire une inoculation générale, et Merret avec sa famille ne connaissant pas le pouvoir préservatif de la vaccine, fut inoculé avec les autres.

L'inoculateur remarquant qu'il ne se formait pas de tumeur sur le bras de Merret, réinséra plusieurs fois la matière, mais il n'en obtint aucun effet.

Merret ne contracta jamais la petite vérole, quoique continuant de vivre avec ses enfans, qui tous avaient cette maladie, et quelques-uns entre autres d'une nature très-confluente.

Voilà une preuve en faveur de la vaccine d'un pouvoir préservatif de plus de vingt-cinq ans.

Preuve deuxième.

Sarah Portlock, de Berkeley, eut la vaccine

vaccine étant servante chez un fermier il y a vingt-sept ans.

L'année dernière son enfant fut attaqué de la petite vérole naturelle, et elle continua de le nourrir pendant tout le cours de la maladie.

De peur de gagner la petite vérole elle se fit aussi inoculer.

Mais elle était incapable de contracter cette maladie, soit naturellement, soit par l'inoculation.

Preuve troisième.

John Philips, artisan de Berkeley, eut la vaccine à l'âge de neuf ans.

A l'âge de soixante-deux ans le docteur Jenner l'inocula, mais cela ne produisit aucun effet sur le système.

Voilà une preuve de plus de cinquante ans de la durée préservative de la vaccine.

Preuve quatrième.

Les pauvres du village de Tortworth, dans la province de Glochester, furent inoculés en 1795 par M. Henry Jenner.

Il apprit, après quelques informations, que huit d'entr'eux avaient eu la vaccine.

Après l'opération ils prirent tous la petite vérole, à l'exception de ces huit : et ceux-ci ne gagnèrent jamais cette maladie, quoiqu'ils vécussent avec ceux qui l'avaient contractée.

Ces preuves sont extraites d'un ouvrage dédié, avec permission, à sa Majesté, intitulé : «*Recherches sur les causes et les effets de la Vaccine*, par Edouard Jenner, D. M. » Cet ouvrage, qui vivra dans le souvenir reconnaissant de la postérité la plus reculée, est le premier qui ait été publié sur cette matière.

Quant à quelques cas d'exception qui se sont présentés à Londres, heureusement il y en a dans le nombre dont les circonstances me sont connues, et elles proviennent de quelques méprises touchant la nature de la *varicella* ou petite vérole volante. Dernièrement, deux de ces cas s'étant manifestés dans la cour de Fulwood, la faculté en inféra qu'il y avait lieu de croire que c'étaient des cas naturels de petite vérole survenus après la vaccine. Voici comment le fait se passa : le docteur Pearson fit l'expérience de la matière, et produisit par-là la véritable petite vérole ; ensuite il fit l'épreuve de l'inoculation variolique sur deux de ses malades, et moi je leur inoculai la vaccine ; mais ils résistèrent à l'une et l'autre épreuve. Je ne suis cependant pas bien convaincu, mais je déclare que tout me porte à reconnaître, dans ces deux cas, les symptômes de la petite vérole volante, (1) dont les pustules étaient, pour la plupart, souillées de matière variolique. Voici comme je raisonne : Ann Hodges, âgée de cinq ans, fut vaccinée à l'âge d'un an, à l'hôpital, de la petite vérole. Il faut supposer qu'elle y a été régulièrement opérée. (2) Ensuite,

---

(1) Je n'offre ceci que comme une conjecture. Je me propose, si l'on veut le permettre, d'inoculer la petite vérole volante à Ann et Marie Hodges, et cette épreuve décidera ce point. M. Pearson, chirurgien, a inoculé avec succès ses enfans de cette manière.

(2) Le docteur Jenner a prouvé que le virus vaccin pouvait transmettre la vaccine jusqu'au dix-septième jour, cependant comme la pustule dégénère quelquefois après le dixième jour, il n'est pas rare de rencontrer alors un pus inefficace, capable d'engendrer des pustules bâtardes. De là, son sage principe, « de ne jamais recueillir de virus passé le dixième jour. » Cette

ce qui me confirme qu'elle a été préservée des attaques de la petite vérole, ce sont les preuves que je vais citer : aussitôt que la maladie fut passée, on la fit séjourner dans tous les quartiers de l'hôpital, et coucher auprès d'un malade qui était dans la période la plus terrible de la petite vérole, mais elle échappa à la contagion. Deux ans après, un locataire de sa maison, nommé Sewell, eut deux enfans inoculés de la petite vérole, qui eurent une quantité abondante de pustules, et Ann était constamment avec eux ; seconde preuve qu'elle était inaccessible à la petite vérole. Après un espace de deux ans et demi, miss Walker, autre locataire, fit inoculer la petite vérole à son enfant qui eut une éruption violente et comme dans l'autre cas. Ann était continuellement avec cet enfant, mais elle fut encore préservée de la contagion. Six semaines

---

règle a été négligée par des inoculateurs, et la matière a été prise dans toutes les périodes de la maladie. Est-ce ici le cas ? Je ne l'assurerai pas ; mais l'escarre prouve que l'inoculation a fait effet, et les parens rapportent que le bras fut si endommagé, qu'on eut recours à un cataplasme que l'enfant garda pendant un mois.

après un enfant, nommé Butler, prit la petite vérole naturellement, et fut dangereusement malade. Ann Hodges avait coutume de promener cet enfant dans ses bras et de demeurer plusieurs heures avec lui dans sa chambre ; mais elle en sortit encore saine et sauve de même que sa sœur Marie, aussi vaccinée depuis deux ans seulement. Des épreuves aussi fréquentes et de cette importance, dans deux circonstances, sans parler de celles qui ont pu avoir lieu accidentellement, semblaient présager une grande sécurité pour l'avenir. Tout-à-coup cependant le charme, si l'on peut appeler ainsi la vaccine, se dissipa à l'égard des deux enfans, et le 29 août 1804, Ann sentit de la fièvre ; et des pustules, en petit nombre à la vérité, se manifestèrent : elles furent occasionnées par une fièvre violente ; la matière qu'elles contenaient était très-peu abondante, elles étaient toutes isolées, se séchèrent le septième ou le huitième jour, et disparurent entièrement quatre jours après, sans laisser aucun trou ; et la mère dit qu'il n'y en avait aucune qui eut le sommet plat ni les bords dentelés ; mais qu'elles étaient rondes vers le bas et pointues vers le sommet. (1)

Quatre enfans moururent (2) dans cette cour de la petite vérole naturelle confluente, et l'un d'eux était à jouer dans une chambre avec Ann la veille qu'elle tomba malade. Cela me ferait croire qu'Ann eut la petite vérole volante, qu'elle la contracta par quelqu'ouverture causée par une égratignure, des mains de l'enfant qui avait la petite vérole, ce qui produisit une petite vérole locale, qu'augmenta sans doute la fièvre qui accompagne d'ordinaire la petite vérole volante. Dans le cas de sa sœur Marie chez laquelle le charme cessa deux

___

(1) La pustule de la petite vérole volante et celle de la petite vérole offrent une différence sensible à l'œil de l'observateur, comme un grain diffère de l'autre, malgré quelques traits de ressemblance. La pustule de la petite vérole volante est élevée et ridée et par conséquent rude; et celle de la petite vérole est plate et d'ordinaire dentelée vers le centre. La base dure et dentelée dénote aussi la vraie pustule variolique.

(2) Miss Hodges nous cite elle-même quatre décès survenus dans cette cour, un plus grand nombre d'individus y a peut-être été victime d'une maladie qu'il serait très-facile d'extirper de la surface du globe.

ans avant l'autre, j'observai trois sortes de croûtes bien distinctes. (1) Les circons-

---

(1) La lettre qui suit m'a fourni l'occasion de voir ces enfans habitant la cour de Fulwood.

 « Maison centrale, place Salisbury, 24 novembre 1804.

» John Walker, inoculateur de cette ville, croit convenable de faire part de ce qui suit à tous les médecins de la société Jennérienne.

» Dernièrement quelques individus sont morts de la petite vérole dans la cour de Fulwood, et d'autres sont rétablis. Chez deux enfans du même sang, qui avaient été vaccinés, il y a plus de deux ans, il s'est manifesté des éruptions que l'on suppose être des symptômes varioliques. Chez l'aîné, elles ont disparu depuis quinze jours, chez le plus jeune il s'est manifesté une éruption générale vers le quinzième jour, et un grand nombre de personnes qui l'ont visité prétendent unanimement que c'est la petite vérole. On a inoculé à deux enfans le virus de celui-ci, l'un le 24 au soir, et l'autre le 23 au matin.

» Wigham et Morgan rue Holborn N. 63. m'informent qu'ils attendent chez eux quatre enfans mercredi 26 du courant, à midi, et qu'ils seront flattés d'y recevoir tous les médecins qui croiront le cas assez important pour y assister.

 » J. W. »

En conséquence je vins visiter l'enfant qui avait soi-disant la petite vérole, et je trouvai les pustules dans l'état de dissécation. Je fus étonné après un examen attentif de reconnaître trois genres de croûtes ; la pre-

tances de cette maladie méritent aussi beaucoup de considération. Le 13 septembre Marie Hodges tombe malade : avant cet événement, elle avait co-habité avec sa sœur et jouait tous les jours avec les enfans dans la cour. La fièvre et le délire furent

---

mière appartenant à l'espèce de la petite vérole volante, la seconde attribuable à l'excès de chaleur ordinaire dans les Indes Occidentales et désignée sous le nom d'*eczema solare*, ou effet de la chaleur, une troisième sorte souillée du virus variolique. (Voyez les figures de mon ouvrage intitulé : « Faits décisifs ») Je fis remarquer ces différences à M. Wright, chirurgien, et à d'autres. Lorsque les croûtes furent tombées la peau ne parut pas décolorée comme à la suite de la petite vérole naturelle. Tous les trous étaient à peu près circulaires; les bords n'étaient pas dentelés et la peau de dessous était belle et unie. Les croûtes étaient pour la plupart de couleur brune. Le docteur Walker, inoculateur de vaccine à l'hospice central, le docteur Hooper, médecin de l'hospice de Mary-le-Bone et rapporteur de l'École de médecine, aussi recommandable par ses connaissances que par son expérience, et M. Hurlock, apothicaire, tous déclarèrent « qu'ils n'étaient pas d'avis que ce fut là un cas de petite vérole naturelle; » et les autres décidèrent, « que c'était un cas de petite vérole bénigne. » Par forme d'argument j'ai bien voulu admettre que ce fut là des cas de petite vérole ordinaire, et nous verrons, malgré cela même, si ce sont là des motifs suffisans à opposer à la vaccine.

graves, et M. Wachsel, apothicaire à l'hôpital de la petite vérole, vit la malade au moment de la naissance de l'éruption, le mardi et le mercredi ; et lorsqu'il vint le mardi de la semaine suivante, il s'écria : « qu'il était très-étonné de trouver l'enfant encore en vie, et de voir tant d'adoucissement dans les progrès de la maladie. » Il dit alors à M. Morgan « qu'il était maintenant tenté, en quelque façon, de revenir sur son opinion et de séparer cette maladie de l'espèce de la petite vérole. » Le docteur Walker, inoculateur à l'hospice central, ayant vu l'enfant en même tems que M. Wachsel, et témoin comme lui que le huitième jour il semblait être aux portes de la mort, s'écria en la trouvant le lendemain (neuvième jour) bien remise et en train de jouer « quel genre de petite vérole est donc celui-là ? (1) (*Voyez le Journal Physique*

---

(1) En admettant même que cet enfant ait eu la petite vérole naturelle, l'on ne peut disconvenir que la maladie n'ait été bien adoucie par l'opération préalable de la vaccine ; ainsi dans le cas de petite vérole après la vaccine, cette inoculation n'a pas laissé que de produire beaucoup de bien, en corrigeant la malignité de cette cruelle maladie.

et Médicinal) Tout le monde se rappellera, avec moi, la chaleur excessive que nous eûmes dans ce mois. Les parens confessent que le lundi (1) un gigot qu'ils avaient chez eux était tellement corrompu qu'ils furent obligés de le jeter : pareille chose est arrivée chez moi, et généralement dans toute

---

(1) Je crois très-à-propos de faire remarquer que c'est à cette époque que le Coroner fit une enquête au sujet d'un enfant qu'on prétendait avoir été empoisonné par sa mère le vendredi, d'après la putridité qui se manifesta sur son corps le lendemain de son décès. Je le disséquai le lundi pour éclaircir le fait, non sans courir de grands dangers pour mes jours. L'imputation se trouva dénuée de fondement : l'enfant était mort pour avoir bu du thé bouillant sortant de la bouilloire. Le jeudi, 13 septembre, le thermomètre monta au nord au 81°. Le vendredi et le samedi il ne varia pas. Le dimanche d'une heure à deux il se tint jusqu'à 83°., et à deux heures dix minutes (ce qui est un phénomène remarquable) il monta à 84°-7., et s'y tint jusqu'à deux heures vingt minutes, après quoi il descendit insensiblement à 80°. Ordinairement la chaleur de l'été, même dans le mois de juillet et d'août ne passe pas le 80°. d'après le thermomètre de Fahrenheit ; c'est, je pense, à cette cause qu'on doit attribuer les éruptions mêlées de la petite vérole volante et d'*eczema* survenues à l'enfant dont est question. J'ai eu lieu de remarquer à cette époque plusieurs cas aussi malfaisans de petite vérole volante et d'*eczema solare*.

la ville de Londres. D'après cela, je dis, qu'il est presqu'incroyable qu'au milieu d'une attaque violente de fièvre, sous une telle influence atmosphérique, 20,000 pustules se soient toutes montrées *cohérentes* et pas une seule *confluente* ; et je demande si un enfant, déjà très-abattu par la coqueluche, eût pu résister à une seconde maladie telle que la petite vérole naturelle. Comme les émanations de la matière variolique rendent la vaccine éruptive au lieu de donner une seule pustule locale ; et comme la vaccine accompagnée de galle devient pustulaire et générale, de même le virus variolique peut modifier le caractère de la petite vérole volante et de l'*eczema* ; et c'est ce qui aurait pu arriver si le malade avait préalablement subi l'inoculation vaccine ou variolique. Qu'une petite vérole locale puisse survenir, c'est ce que l'expérience est à même de justifier tous les jours ; qu'une autre maladie produite par cette cause ayant quelques rapports de similitude avec la petite vérole, lors même qu'il n'y a pas de symptômes de petite vérole volante, occasionne quelquefois un dérangement constitutionnel, c'est encore ce dont on a des exemples. Mais, dans des cas semblables on reconnait certainement à quelques signes si c'est une petite vérole locale ou une petite vérole ordinaire.

M. Fewster, de Thornbury, communiqua au docteur Jenner le cas suivant : —
« un enfant qui avait été inoculé de la petite vérole eut une éruption considérable sur le visage. Sa nourrice, qui avait eu la maladie plusieurs années auparavant et en était horriblement gravée, s'avisa de faire dormir l'enfant sur son bras gauche, ensorte que son visage se trouvait adhérent à sa joue gauche.

« Il en est résulté, qu'en moins d'une semaine, une éruption considérable s'est déclarée sur cette joue, et est parvenue à l'état de maturité. Trois jours avant l'éruption elle éprouva quelques légères atteintes de frisson, de la douleur à la tête et dans les membres, et un petit accès de fièvre.

« Le second jour de l'éruption elle se plaignit d'un violent mal de gorge. M. Fewster semble douter que ces symptômes proviennent de la survenance d'une petite vérole locale, mais moi je le crains avec raison. J'ai cité le rapport de l'infatigable

M. Ring, dans mon traité sur la vaccine touchant le cas de miss Fraise, demeurant actuellement à Southampton, à qui il survint, par la même raison, quelques grains de petite vérole sur la figure et sur la poitrine, accompagnés d'une fièvre et d'une douleur de tête plus violente que celle qui accompagne cette maladie quand elle paraît pour la première fois.

« Avec la matière que M. Fewster recueillit sur la nourrice dont on vient de parler, il inocula avec succès deux autres enfans, feu M. Kite de Gravesend, s'inocula exprès lui-même la petite vérole, et envoya aux barraques de Chattam du virus recueilli sur son bras, et qui produisit l'effet désiré. Un ancien professeur d'Edimbourg avait coutume de raconter qu'un inoculateur ambulant mettait en pratique cette méthode sur lui-même, afin d'être sûr de ne pas manquer de matière variolique. »

« Un particulier de ma connaissance, » dit le docteur Buchan, « qui pratiquait beaucoup l'inoculation, avait recueilli sur un de ses malades, atteint de la petite vérole, assez de matière pour inoculer quarante à cinquante personnes. Pour cela il lui avait fallu ouvrir une assez grande quantité de pustules, et tandis que ses mains étaient imbibées de matière, il se fit une coupure à l'un des doigs, et y mit immédiatement le pouce pour retenir le sang; il demeura ainsi jusqu'à ce qu'il eut à sa disposition un morceau de linge avec lequel il lia sa blessure, et après cela il ne s'en occupa plus.

» Huit jours après environ il commença à éprouver une pesanteur extraordinaire et se plaignit de fortes douleurs de tête et de reins accompagnées de dégoût et de manque d'appétit. Vers le soir du neuvième ou dixième jour, il se sentit malade et tomba subitement en défaillance.

» Le lendemain matin il se manifesta une éruption qui fut presque universelle, mais principalement sur les membres. Ces symptômes semblaient indiquer plutôt une maladie scarlatine que la petite vérole; mais comme ils s'annoncèrent après le même intervalle de tems depuis la blessure, que s'annonce la petite vérole après l'inoculation, comme ceux qui précédèrent l'éruption furent les mêmes que ceux qui précèdent les éruptions varioliques, et que l'éruption dura sur la peau autant de tems qu'a coutume de le faire la petite vérole, tout porta à conclure que la maladie provenait de la qualité de matière variolique qui s'était introduite dans le sang par la blessure.

« Le malade retrouva la santé dans les ressources de la médecine et dans la bonté de son tempérament. Il faut dire que ce particulier avait cependant eu, plusieurs années avant, la petite vérole et la rougeole caractérisées à l'ordinaire.

Dans le cours de ma pratique, j'ai rencontré plusieurs autres cas où la constitution semblait être attaquée par l'effet d'une matière variolique communiquée dans le sang, sans que la maladie que cela occasionnait put être appelée avec fondement la petite vérole.

Cet exemple pourrait nous faire conclure qu'il n'est pas évident, malgré les symptômes varioliques qui se sont présentés dans les cas survenus dans la cour de Fulwood, que les deux enfans, dont a été question aient eu pour cela la véritable petite vérole naturelle ; et si l'on admet mon raisonnement on admettra aussi que la même occurrence peut avoir lieu après l'inoculation même de la petite vérole. (1)

Mais, pour ramener nos adversaires, il peut être prudent de consentir que, dans ce cas et dans un très-petit nombre d'autres, la petite vérole naturelle se soit présentée après la vaccination; mais aussi l'on conviendra que ces accidens sont infiniment rares. On a vu aussi quelques personnes avoir deux fois la petite vérole ; mais ce serait là un vain argument à opposer à l'efficacité de l'inoculation, tant il est vrai que l'on cite ces faits comme très-rares et très-extraordinaires. Quand j'étais bibliothécaire à l'hôpital de Guy, il m'arriva de porter avec moi de la racine d'ipécacuanha, le domestique en la portant dans la bibliothèque eut le tems de voir ce que renfermait le papier qui l'enveloppait, et éprouva tout-à-coup une sensation désagréable qui lui fit perdre la respiration.

---

(1) Cette concession forcée nous prouve que l'opinion du docteur Thornton est que dans les cas ci-dessus mentionés la petite vérole n'est point survenue réellement après la vaccination, et nous sommes fermement de son avis. (*Note du traducteur.*)

J'ai

J'ai vu des personnes s'évanouir à l'odeur d'un fromage, d'autres tomber en fureur à la vue d'un chat ; mais à la naissance d'un enfant, je ne craindrais pas plus qu'il fût suffoqué par les effluves ou l'odeur de l'ipécacuanha, qu'il s'évanouit à l'odeur d'un fromage, ou qu'il devînt furieux à la vue d'un chat, que je ne craindrais la petite vérole après avoir subi une vaccination bien méthodique. Les faits que l'on peut opposer sont tellement multipliés que l'évènement que l'on vient de rapporter a l'air de tenir du prodige ; mais si la vaccination se poursuit comme elle a commencée, et si on la traite avec l'importance qui lui convient, on ne verra pas long-temps de nouveaux exemples de retour de petite vérole, et il suffit du cas unique qui vient naguères de s'en présenter pour stimuler le zèle des préconiseurs de la vaccine, et pour les porter à insister davantage sur la nécessité d'une vaccination générale.

J'ai pris la liberté de présenter ces observations à mes lecteurs dans le ferme espoir que des évènemens de la nature de ceux que j'ai cités plus haut n'affaibliraient en rien les droits légitimes de la grande cause de la vaccine; car « comme une hirondelle ne fait pas le printemps, » de même deux ni même vingt exemples de cette nature ne peuvent former la moindre objection raisonnable contre les grands progrès que cette découverte a fait faire dans l'art de préserver les hommes d'un des plus grands fléaux.

LA NÉCESSITÉ
DE LA
VACCINATION DÉMONTRÉE.

En recommandant la vaccination, nous ferons les réflexions suivantes :

La divinité s'est plue à manifester son pouvoir suprême en créant dans l'homme un être doué d'une raison infinie, un être tel que nous le représente l'Ecriture, doué de la connaissance du bien et du mal.

Si nous considérons que la terre nous a été donnée en partage pour en faire notre demeure, nous trouverons que nous l'avons reçue pour en jouir et aussi pour l'améliorer ; il en résulte que nous avons de grands motifs pour être reconnaissans, et encore plus pour être prévoyans.

La terre sans la culture serait un vaste

désert, les rivières inonderaient nos plaines, les ronces et les épines couvriraient nos fertiles vallées, si la main industrieuse de l'homme n'eût corrigé cet ordre de choses.

Sans l'invention des vêtemens et la découverte du feu, il ne se serait pas garanti des cruels effets de la gelée.

A toute heure il est menacé de mille et mille calamités contre lesquelles il est de son devoir de se mettre en garde.

Un monde ainsi composé d'avantages d'un côté et de désavantages de l'autre, est infailliblement le séjour de la raison, et le plus propre à exercer l'industrie d'une créature libre et douée d'intelligence. Ces calamités, auxquelles l'art peut remédier et dont sa prévoyance peut le garantir, offrent un aiguillon souverain à l'exercice de ses facultés, et contribuent encore davantage à l'assimiler à son créateur.

Dieu considère avec plaisir cet être qu'il a créé, transformant la médiocrité de sa situation naturelle en un champ de triomphes, et surmontant, par ses propres lumières les infirmités inséparables de sa nature.

C'est là la source de la révolution universelle qui s'est opérée dans les arts et les sciences, et « l'homme ne paraît jamais si grand que lorsqu'il sait par ses inventions améliorer son sort. » (1)

N'assurez-vous pas vos cargaisons contre les dangers de la mer, et vos maisons contre l'incendie, ne considérez-vous pas l'argent sacrifié dans ce but comme un mal bien moindre que la probabilité d'une perte plus grande, et ne renouvellez-vous pas annuellement ce sacrifice ? Et vous hésiteriez à assurer vos jours contre la petite vérole par le secours de la vaccine, lorsqu'il ne s'agit que de lui payer une fois le tribut, sans avoir besoin, la plupart du tems, de fournir le moindre salaire ?.....

N'avez-vous pas bien soin de vous précautionner contre tous les autres maux, et d'en préserver vos enfans ; pourquoi refuseriez-vous donc plutôt les secours de la vaccine ?

La seule réplique que vous ayez à m'op-

―――――――――

(1) Goldsmith.

poser, c'est « que vous vous reposez sur les bontés de la providence. »

Le marin s'embarque-t-il donc, dans cette confiance, sans se précautionner d'une ancre ?

Pourquoi défendre à votre enfant de passer sur une route fréquentée par les voitures, si dans toutes vos actions vous voulez vous diriger d'après ce principe ?

Pourquoi instruire votre enfant si Dieu l'a envoyé ignorant sur cette terre ?

Et pourquoi, par-dessus tout, s'il est malade, implorez-vous les secours de l'art de la médecine ?

« Vous mettez toute votre confiance en Dieu. » Reposez-vous plutôt sur les moyens efficaces qu'il a mis à votre disposition, et attendez tout de sa bonté.

Voilà vos véritables devoirs, la seule véritable sagesse ; et en suivant cette morale, vous vous montrerez tels que vous le devez être aux yeux des personnes sensibles et raisonnables.

Si vous êtes sourds à mon avis salutaire, le tems peut venir où vous vous repentirez de votre insouciance, et où vous serez agonisans sur le lit de mort.

Un jour peut-être un enfant tendrement chéri déplorera l'ignorance de ses parens ! Peut-être, hélas ! il recevra la mort de la plus cruelle des maladies, de celle dont la *chair humaine* est le légitime héritage!

SOCIÉTÉ ROYALE JENNÉRIENNE,

POUR L'EXTINCTION DE LA PETITE VÉROLE.

Le Rapport (1) du Conseil de Médecine sur la *Vaccine* ayant été présenté à la Chambre des Directeurs, à une séance particulière tenue dans la Maison Centrale de la Société, place Salisbury, Fleet-Street, n°. 14.

Elle a arrêté : — qu'il serait sur-le-champ imprimé, sous la direction du Conseil de Médecine, et que ses Membres seraient invités à apposer leurs signatures pour le rendre public.

Extrait des minutes.

CHARLES MURREY, *Secrétaire*.

RAPPORT.

Le Conseil de Médecine de la Société

---

(1) Quoique j'aie adressé ce rapport à diverses feuilles périodiques qui l'ont imprimé, il y a plusieurs mois, j'ai cru devoir le joindre ici pour completter les *Preuves de l'efficacité de la vaccine*.

Royale *Jennérienne* informé que divers cas excitaient des préjugés contre l'*inoculation vaccine*, et tendaient à arrêter dans ce royaume les progrès de cette importante découverte, nomma un comité de vingt-cinq de ses membres pour rechercher non-seulement la nature et la véracité des cas allégués, mais aussi pour s'assurer s'il y avait des exemples certains que des personnes eussent été attaquées deux fois de la petite vérole.

En conséquence, le comité s'occupa immédiatement de savoir s'il y avait des exemples que la vaccine n'eût pu empêcher la déclaration de la petite vérole, et si une personne après avoir eu la petite vérole naturelle ou inoculée avait pu être attaquée une seconde fois de cette maladie.

Dans le cours de leurs recherches, les membres du comité ayant eu connaissance des opinions et des assertions répandues dans le public, tendantes à insinuer que la vaccine expose les sujets à des maladies particulières, d'une nature effrayante, et jusqu'ici inconnues, et jugeant que de telles opinions étaient essentiellement liées à la question de l'efficacité de l'usage de la vaccine, crurent de leur devoir d'examiner aussi l'authenticité de ces allégations injurieuses touchant la vaccination.

Après l'examen plus scrupuleux sur ces matières, ils soumirent au Conseil de médecine le résultat de leurs recherches, et d'après le compte rendu par ce comité, il paraît :

1°. Que la plupart des cas allégués comme des preuves de l'inéficacité de la vaccine contre la petite vérole qui ont été les sujets de l'attention et de l'entretien publics, sont dénués de fondement ou présentés sous de fausses couleurs.

2°. Que ceux-là même qui les avaient d'abord produits, ont confessé depuis qu'ils avaient été mal exposés.

3°. Que les circonstances de quelques-uns de ces cas, telles qu'on les a publiées, ont été, pour la plupart, examinées par divers écrivains, qui les ont discutées avec sagacité, et complètement réfutées.

4°. Que, nonobstant les preuves incontestables de ces cas, présentés sous de faux indices, quelques médecins ont affecté de les reproduire devant le public, dans le but pervers et hypocrite d'exciter des préjugés contre la vaccination.

5°. Que dans plusieurs ouvrages contre la vaccine, leurs auteurs n'ayant point d'exemples certains pour soutenir leurs opinions, ni d'argumens raisonnables à opposer à cette opération salutaire, ont traité ce sujet avec une légèreté révoltante, faisant du bonheur et du malheur des hommes des sujets de sarcasme et de raillerie.

6°. Que quand l'usage de la vaccine fut introduit par le docteur Jenner, un grand nombre de personnes, qui n'avaient jamais vu les effets du *virus vaccin* sur le corps humain, qui ignoraient entièrement la manière de vacciner, les symptômes caractéristiques du véritable vésicule, et les précautions nécessaires pour en faire usage, qui parconséquent ne pouvaient décider si les malades étaient bien ou mal vaccinés, se hasardaient néanmoins à inoculer par la vaccination.

7°. Qu'un grand nombre de personnes déclarées duement vaccinées l'ont été négligemment, et avec ignorance; et que l'opérateur, discontinuant de voir les malades, ne pouvait s'assurer si l'infection avait réussi; et qu'il faut attribuer à ces causes la plupart des cas cités contre l'efficacité de la vaccine.

8°. Que plusieurs cas ont été produits au comité sur lesquels il ne peut former d'opinion positive, faute d'instructions sur la régularité de l'opération ou sur la preuve évidente du retour de la petite vérole.

9°. Que le comité avoue avoir trouvé un très-petit nombre d'exemples de personnes attaquées de la petite vérole qui, en apparence avaient été bien vaccinées. (1)

10°. Qu'il a trouvé également des exemples assez authentiques de personnes qui après avoir eu la petite vérole naturelle ou inoculée, avaient été attaquées de cette maladie une seconde fois. (2)

---

(1) Dans le grand nombre de personnes que j'ai vaccinées je n'ai jamais observé que la petite vérole soit spontanée, soit artificielle, fut survenue sur des sujets jugés bien vaccinés. (*Note du traducteur.*)

(2) Je n'ai également rencontré aucun exemple, qu'un sujet ait eu la petite vérole deux fois, quoique j'aie eu occasion de traiter un très-grand nombre d'individus atteints de cette terrible maladie. Chirec et Molin à Paris, Mead à Londres, Boerhaave à Amsterdam n'ont jamais observé ce récidive variolique.
(*Note du traducteur.*)

11°. Que dans la plupart des cas, dans lesquels la petite vérole survenait après l'inoculation ou la maladie naturelle, ce retour était particulièrement grave et souvent funeste; qu'au contraire, si cette maladie se déclarait après la vaccination, elle était généralement si faible qu'elle n'avait presqu'aucun symptôme, et que même son existence paraissait quelquefois douteuse.

12°. Que c'est un fait bien avéré que si l'on inocule le virus vaccin ou la matière variolique à certains tempéramens, et dans certaines circonstances, l'inoculation n'occasionnera qu'une maladie légère sans que le corps en soit affecté; que néanmoins la matière extraite de telle autre vaccine locale ou pustule variolique peut occasionner une maladie complète et générale.

13°. Que si une personne qui porte des marques non suspectes de petite vérole, était de nouveau inoculée, il peut naître des boutons, dont la matière communiquera cette maladie à ceux qui n'en auraient jamais été attaqués.

14°. Que quoiqu'il soit difficile de déterminer le nombre d'exceptions à l'usage de la vaccine, le conseil de médecine est persuadé qu'il est très-peu de cas dans lesquels la vaccine ne puisse empêcher la déclaration de la petite vérole.

15°. Que dans le grand nombre de personnes vaccinées à l'armée, sur les vaisseaux, dans diverses provinces du royaume et dans les autres parties du globe, l'on a à peine produit au Comité quelques exemples de cas où la vaccine ait été inéficace, et que ceux qu'on a rapportés se sont passés dans la capitale ou dans son voisinage.

16°. Que le conseil de médecine est pertinemment sûr que dans beaucoup de villes où la petite verole exerçait le plus de ravages, les progrès du mal ont été promptement arrêtés, et que la maladie même a été entièrement exterminée dans plusieurs cités populuses par l'usage de la vaccine.

17°. Que lorsque l'usage de l'inoculation s'introduisit en Angleterre, il rencontra de puissans obstacles, et ne put se répandre qu'avec beaucoup de peine par suite des faux rapports, des argumens mal fondés qu'on employa pour le bannir, comme cela a lieu pour l'usage de la vaccine; de sorte qu'il fallut plus de cinquante années pour le rendre général.

18°. Qu'en consultant les registres mortuaires, il paraît que par suite du peu de faveur qu'obtient la vaccine et des préjugés qui subsistent contre cette découverte, l'on peut avec juste raison attribuer la mort de près de deux mille personnes aux ravages de la petite vérole dans cette seule capitale, pendant le cours de la présente année.

19°. Qu'on ne doit pas considérer comme des motifs suffisans pour faire négliger l'inoculation de la vaccine ou celle de la petite vérole quelques exemples très-rares de leur peu de succès, mais qu'on doit les regarder comme des exceptions au cours ordinaire des choses.

20°. Que si l'on fait une comparaison entre les effets préservatifs de la vaccine et ceux de l'inoculation. Il faut prendre en considération le plus grand nombre de personnes vaccinées dans un tems donné, parce qu'il est probable, que dans les sept dernières années, il a été inoculé avec le virus vaccin un nombre de personnes au moins égal à la totalité de celles qui ont reçu l'inoculation variolique depuis que l'usage en est établi dans ce royaume.

21°. Que, d'après tous les faits recueillis par le conseil de médecine, l'effet de la vaccine est, en général, très-innocent; et que le peu d'exemples cités contre cette vérité doivent être attribués à la disposition particulière du tempérament.

22°. Qu'on a présenté comme l'effet de la vaccine beaucoup de maladies cutanées bien connues et quelques maux scrophuleux, qui au fonds avaient une toute autre cause; et qui souvent se déclaraient très-long-tems après la vaccination; que même ces sortes de maladies, ont été moins fréquentes après la vaccine qu'après la petite vérole naturelle ou inoculée.

Après avoir établi ces faits et rédigé ces observations, le Conseil de Médecine croit devoir terminer son rapport sur un objet aussi important par la déclaration suivante :

Que d'après son opinion, fondée sur l'expérience personnelle de chacun de ses membres et les renseignemens qu'ils ont
recueillis

recueillis de tous côtés, le genre humain a déjà retiré des avantages incalculables de la découverte de la vaccine; et que les grandes espérances de sécurité qu'a fait naître cette découverte seront à la fin parfaitement remplies.

Paris, 2 *janvier* 1806.

Edouard Jenner, *président*.

J. C. Lettsom, D. M. V. P.
John Ring, V. P.
Joseph Adams, D. M.
John Addington.
C. R. Aikin.
* Wm. Babington, D. M.
M. Baillie, D. M.
W. Blair.
Gil. Blane, D. M.
Isaac Buxton, D. M.
Wm. Chamberlaine.
John Clarke, D. M.
* Astley Cooper.
Wm. Daniel Cordell.
Richard Croft, D. M.
Tho. Denman, D. M.
John Dimsdale.
Henry Field.
Edward Ford.
* Joseph Fox.
Wil. M. Fraser, D. M.
William Gaitskell.
William Hamilton, D. M.
John Hingeston.
Everard Home.
* Abernethy.
* Cline.
* Saunders.
* Powell.
* Huslam.
Robert Hooper, D. M.
Joseph Hurlock.
John Jones.
Thomas Key.
Francis Knight.
E. Leese.
L. Leese.
William Lewis.
William Lister, D. M.
Alex. Marcet, D. M.
Joseph Hart Myers, D. M.
Jacques Parkinson.
Thomas Paytherus.
John Pearson.
George Rees, D. M.
John Gibbs Ridout.

J. Squire, D. M.   Robert Willan, D. M.
Jacques Upton.   Allen Williams.
J. Christian Wachsell. James Wilson.
Thomas Walshman, D. M. J. Yelloly, D. M.

>John Walker, secrétaire, *membre de la Société de Médecine de Paris , comme tous ceux qui sont marqués d'un astérique.*

AVIS DUTRADUCTEUR.

Nous croyons devoir donner ici à nos lecteurs le discours prononcé en l'honneur du docteur Jenner, par un de ses collègues, à la Société Royale Jennérienne. S'ils n'y trouvent pas ces ornemens oratoires, ces fleurs de rhétorique dont sont semés les discours de nos académiciens, ils y trouveront, peut-être avec plaisir, des détails très-étendus sur l'illustre inventeur de l'Inoculation vaccine, l'histoire de cette heureuse découverte, et une foule de traits qui font un honneur infini à l'humanité, au désintéressement et à la philantropie du docteur Jenner.

SUPPLÉMENT.

ELOGE D'EDOUARD JENNER,

DOCTEUR MÉDECIN,

Extrait d'un discours prononcé par le docteur Lettsom, en présence de la Société de Médecine de Londres.

Je n'ai pas besoin de vous rappeler, Messieurs, qu'il est d'usage, selon nos institutions, qu'un membre de cette société désigné d'avance par nos suffrages nous présente annuellement un discours. — Notre illustre aggrégé, le docteur Walker, fut élu l'année dernière pour remplir cet important devoir en cet anniversaire; mais une maladie subite l'a empêché de se livrer au travail préparatoire que cette tâche impose et nous prive, sous un autre rapport, du plaisir et de l'instruction que cet auditoire attentif eût recueilli de ses lumières. En regrettant avec moi la pénible nécessité qui nous ravit sa présence, j'espère que vous daignerez m'excuser si j'ai accepté, dans cette conjoncture, une chaire que devait occuper un médecin infiniment plus digne que moi de captiver votre attention et de mériter vos suffrages.

Cette société justement pénétrée de l'importance d'arrêter le fléau destructeur de la petite vérole par l'inoculation vaccine, découverte par un des plus laborieux de de nos membres, le docteur Edouard Jenner, arrêta solemnellement et à l'unanimité, de lui offrir une médaille d'or à l'époque de cet anniversaire, et quoique j'aie senti l'insuffisance de mes forces, j'ai cru devoir satisfaire au vœu de mes savans collègues et me charger de cette mission.

En remontant à la découverte de la vaccine je conçois que la matière va vous paraître déjà bien épuisée, néanmoins comme tout le mérite qui lui appartient est incontestablement dû à un membre de cette société, il est tout à la fois flatteur pour notre amour-propre et nécessaire à l'épanchement de notre gratitude de célébrer la mémoire d'un événement dans lequel notre honneur a quelque part, dont il reçoit un nouveau lustre, et, j'ose dire, qui l'immortalise.

Il est à regretter, même à cette époque, que quelques-unes des découvertes les plus importantes dans l'histoire des arts, nous soient à peine connues par des transmissions authentiques; cette réflexion me servira d'excuse si je prends la liberté d'entrer dans quelques détails à ce sujet sous vos indulgens auspices.

L'invention de la boussole, trouvée en 1302, par Flavio Givia, d'Amalfi, près de Naples, et qui nous fraya la route d'un nouvel hémisphère, n'est constatée par aucuns documens écrits qui puissent nous éclairer sur les progrès de cette branche de science qui ont amené en Europe cette importante découverte.

De même il nous serait impossible d'assurer quel fut en 1330 l'inventeur de la poudre à tirer, au moyen de laquelle l'art sçut triompher de la force du corps. Nous savons que ce fut Swartz, moine de Cologne, qui inventa les canons en 1346;

mais nous ignorons les circonstances primitives qui donnèrent naissance à cette découverte.

L'art de l'imprimerie lui-même, si nécessaire à la transmission des évènemens et à la propagation des connaissances qui en dérivent, quoiqu'attribué à Lawrence Koster, d'Harlem, en 1430, aussi bien qu'à Mintel de Strasbourg, est cependant présumé avoir été découvert à Metz, en 1440, par Guttembourg, Faust et Schœffer, associés.

Si cet art n'a pas fixé la date précise de son origine, non plus que les progrès de la science à laquelle il la doit, il a heureusement conservé le souvenir de la découverte de la circulation du sang dans toutes les parties du corps. Michel Servatus, médecin français, publia d'abord en 1553 sa découverte de la circulation du sang à travers les poumons. Cisalpinus présenta en 1569 un rapport diffus sur la circulation générale; mais il fut ensuite amplement développé et confirmé par Harvey en 1619. Au moyen de cette brillante découverte, la santé et la maladie peuvent se définir en ce peu de mots : « l'une a la circulation du sang libre, et l'autre a la circulation obstruée. » Puisse l'Ecole de Médecine (en payant annuellement un douloureux tribut aux mânes de ceux de ses membres que la mort lui a enlevés) ne jamais oublier le D. Jenner ; mais de même que je suis le premier qui suis appelé dans cette assemblée à l'agréable fonction de célébrer dignement son mérite, de même j'espère ne pas être le dernier dans une société dont les vœux ardens tendent aux progrès de l'art de la médecine.

Il est particulièrement difficile de peindre sous des traits fidèles le caractère d'un homme vivant. Il en est peu qui puissent supporter la vérité sévère d'une fidèle biographie ; et lorsque la main de l'amitié dirige le pinceau, l'écrivain, par un sentiment de partialité, se livre quelquefois involontairement, à des éloges mensongers. Il est cependant de ces mortels qui ne doivent l'éclat de leur réputation qu'à un mérite constant et non à l'enthousiasme de la reconnaissance publique, ni au zèle ardent de quelques admirateurs particuliers. Du nombre de ceux-ci se trouve notre Jenner : on ne craindra jamais de se dégrader en lui adressant des éloges ; on ne pourrait le craindre qu'en lui refusant la plus vive admiration ; » il est le dernier rejeton du Rév. Stephen Jenner, M. A. de l'université d'Oxford, recteur de Rockhampton et vicaire de Berkley, dans le comté de Glocester, lieu qui a vu naître le docteur Jenner le 17 mai 1749.

Indépendamment de ses revenus ecclésiastiques, son digne père avait une grande quantité de biens ruraux dans ce comté.

Sa mère était fille du Rév. Henry Head, issu d'une ancienne maison de Berkshire, qui autrefois habitait également Berkley, dans le tems qu'il était prébendier de Bristol.

Le jeune Jenner eut la douleur de perdre son père dans un âge encore bien tendre ; mais cette perte fut en quelque sorte adoucie par les tendres soins de son frère aîné le Rev. John Jenner E. D. membre du collège de la Madelaine, à Oxford, que partagea son autre frère, le Rev. Henry Jenner, aumônier ordinaire du comte d'Aylesbury et vicaire du grand Bedwin Wilts, père du Rev. Georges Jenner, et de Henry Jenner, chirurgien à Berkley.

Notre Jenner fit ses humanités à Cirencester et son cours de médecine sous le professeur Daniel Ludlow, de Sudbury, personnage d'un mérite transcendant.

En 1770, il vint résider chez feu John Hunter, de Londres, avec lequel il vécut pendant l'espace de deux ans. Ce célèbre anatomiste cultivait aussi l'étude de l'histoire naturelle qu'il expliquait anatomiquement, et il publia ses résultats dans plusieurs essais où le nom de Jenner est parfois honorablement cité; il avait une si haute opinion des talens de son élève qu'il lui offrit, moyennant un traitement avantageux, de l'assister dans un cours d'histoire naturelle que M. Hunter se proposait alors de faire.

A cette époque, le voyage du capitaine Cook, avec sir Joseph Banks, fut projété. Il fallait un homme versé dans la science de l'anatomie comparative pour étudier et décrire les nouveaux animaux qu'on serait dans le cas de rencontrer: Jenner fut désigné comme le plus propre à remplir cette fonction, et on lui proposa des émolumens lucratifs; mais l'affection qu'il portait à son frère, dont je viens de parler, le porta à rejeter une offre si séduisante pour un amateur d'histoire naturelle.

Cet attachement fraternel qui dura jusqu'à la mort de ce dernier lui fit renoncer à la perspective de faire son bien-être dans des pays éloignés et le détermina à s'établir à Berkley, lieu de sa naissance, et à cultiver la pratique de la chirurgie et l'étude de l'histoire naturelle dans ce pays; peu de tems après, le grade de docteur en médecine lui fut offert par l'université d'Erlingen, mais il refusa ce poste honorable, par la raison qu'il était incompatible avec les fonctions de la chirurgie.

Sur ces entrefaites il se présenta un incident qui semblait plus que jamais devoir l'arracher du sein d'une famille chérie. Il eut occasion de se trouver à Bath, d'un grand dîner, où l'on servit à table quelque chose qui avait besoin d'être chauffé par l'application de la chandelle; et quelques convives mirent en question quel était le meilleur expédient de placer la flamme à une petite distance au-dessous de l'objet, ou de plonger la substance au milieu de la flamme. Jenner fit approcher la chandelle, mit aussitôt le doigt au milieu de la flamme et l'y tint assez long-temps, puis il mit son doigt au-dessus, mais il fut obligé de le retirer aussitôt. — « Voilà » dit-il, « messieurs, la question décidée.» — Le lendemain il reçut du général Smith, qui avait été de ce repas et qu'il ne connaissait pas auparavant, un billet par lequel il lui offrait dans l'Inde un traitement qui pouvait, au bout de deux à trois ans, lui procurer un revenu annuel de trois mille livres sterling. Il fit part de cette proposition à son frère, et notre Jenner, par attachement pour lui, répondit encore par un refus.

Quelques gens s'empresseront, peut-être, de conclure que c'était pousser l'amitié fraternelle jusqu'à la faiblesse. — Mais qui pourrait ne pas admirer le cœur susceptible de tout sacrifier à de si tendres affections? D'autres par des motifs religieux en inféreront que pour remplir les desseins secrets de la providence il avait reçu d'elle l'heureuse inspiration de ne point s'acheminer vers des régions lointaines, afin de pouvoir annoncer à l'univers quelque grande découverte, et de donner une nouvelle ère à la science de la médecine, ainsi que l'ont justifié les évènemens qui ont eu lieu depuis.

En traçant un caractère si accompli l'ame s'arrête avec un plaisir de plus en plus vif à contempler cet heureux assemblage d'idées morales et de vertu pratique, et ces généreux élans qui, subordonnés à l'empire de la raison, conduisent l'homme au but du bien public et dans le chemin du bonheur privé; et comme l'observe très-bien Fénélon, « la vertu, en réglant les passions, n'éteint point le sentiment. »

Mon respectable auditoire me permettra sans doute d'expliquer ce sentiment en lui citant quelques traits de bienfaisance de notre estimable collégue.

Un membre de cette société, homme très-probe, mais infortuné, après s'être consumé en efforts inutiles pour surmonter quelques embarras survenus dans ses affaires, mourut de maladie, laissant une veuve et des enfans sans aucune ressource. L'ancienne amitié qui m'unissait à lui me fit un devoir de faire un appel à quelques-uns de mes confrères afin de procurer à cette famille les secours nécessaires pour la mettre à l'abri de l'indigence. J'adressai, à ce sujet, quelques mots au docteur Jenner, et je lui spécifiai le montant de la contribution que je désirais de lui. Il me suffit de vous apprendre qu'il me remercia de lui avoir procuré une occasion de soulager des victimes du malheur, et qu'il envoya une somme plus considérable que celle que je lui demandais.

Peu de jours après, il me confia qu'il craignait qu'une personne respectable, (dont je tairai le nom en cette circonstance,) n'éprouvât quelque besoin pécuniaire, et je lui témoignai ma bonne volonté à joindre mes faibles secours aux siens. La conversation changea bientôt de matière. Jenner a le cœur bienfaisant et noble, et je n'hésiterai pas de dire que le sujet de notre premier entretien revint occuper toute sa pensée la nuit suivante, car le lendemain matin je reçus de lui une lettre dont le laconisme ne saurait fatiguer votre attention :

« Je ne vous écris ce billet que pour
» vous proposer une petite correction aux
» arrangemens que nous avons pris hier
» pour venir au secours de notre ami. Vou-
» lez-vous souscrire avec moi pour cin-
» quante guinées au lieu de trente ?
  » E. JENNER. »

Je dois observer ici qu'aucune des particularités contenues dans ces mémoires ne m'ont été transmises par notre estimable confrère; j'ai tiré mes principaux documens des rapports de ses amis. Le dernier auquel je m'adressai et avec lequel je n'ai que des relations de correspondance, me rendit le service de m'esquisser quelques traits de sa bienfaisance dans les termes suivans:

« Quant à sa générosité, elle est sans bornes, et ne se dément jamais. Ce n'est point une source qui coule par intervalles et que semble diriger l'impulsion du caprice, elle ressemble à une fontaine intarissable qui, sans discontinuer, arrose la verdoyante prairie, et ne lui refuse jamais le rafraîchissement qu'elle attend de son exactitude accoutumée. Au contraire, loin que sa générosité se rallentisse jamais, elle l'entraîne quelquefois au-delà des bornes ordinaires; entr'autres exemples, je citerai l'offre qu'il fit de consacrer mille liv. sterlings à l'équipement d'un vaisseau dans le but estimable d'introduire l'usage de l'inoculation vaccine dans les Indes Orientales, tandis qu'un gouvernement parcimonieux négligeait un pareil acte. »

Pendant son séjour à la campagne notre collègue égaya les pénibles travaux de sa profession par l'étude de la physiologie et de l'histoire naturelle.

En 1788, ses « *Observations sur l'Histoire naturelle du Coucou*, » furent consignées dans les Transactions philosophiques, et lui méritèrent l'admiration et l'approbation des naturalistes les plus versés dans cette branche des sciences. Il a depuis entrepris de démontrer par le moyen de l'anatomie comparative que ce qui existe dans les poumons humains, sous la forme de tubercules, sont de petites vésicules transparentes appelées *hydatides*.

Pour quelqu'un qui cultive l'histoire naturelle, l'étude de l'ornythologie qui comprend l'émigration des oiseaux, doit offrir bien des attraits. Jenner a souvent présenté aux membres de la société royale quelques essais sur cette matière, qui contiennent plusieurs observations nouvelles et intéressantes, mais que ses nombreuses occupations l'ont empêché jusqu'ici de rédiger avec le soin convenable pour être publiées.

S'étant distingué, si prématurément comme naturaliste, il fut élu membre de
la

la Société Royale de Londres, et en 1792, il reçut le diplôme de docteur de physique.

Nous avons des motifs fondés de penser que plusieurs essais importans sont sortis de sa plume. Suivant un écrit récent du docteur Parry, de Bath, il paraît qu'on lui est redevable de la découverte des causes présumées de l'*angina pectoris*, quoique sa modestie repousse les éloges qui appartiennent à son auteur.

Contentons-nous de jeter un coup-d'œil passager sur ces différentes productions de son génie. L'esprit préoccupé d'objets d'un mérite supérieur passe rapidement sur ceux d'un moindre intérêt, ainsi que l'éclat brillant du soleil éclipse tout-à-coup les étoiles. Sous la nouvelle ère d'existence créée par la découverte de l'inoculation vaccinale, l'excès de la joie, les charmes de la santé, la conservation de ceux de la beauté transportent l'imagination, et agitent toutes les facultés intellectuelles de l'ame!

L'esprit reprenant son équilibre après ces mouvemens d'enthousiasme produits par l'admiration de la découverte la plus importante par ses résultats bienfaisans, cherche avec une avide curiosité à pénétrer son origine ; je vais entreprendre de la faire connaître.

Vers l'an 1775, l'inoculation de la petite vérole, d'après le procédé de Sutton, était en grand usage dans la province de Glochester. Jenner qui exerçait alors la chirurgie, observa, que parmi le grand nombre des sujets qu'il était chargé d'inoculer, plusieurs résistaient à l'épreuve de la petite vérole parce qu'ils avaient contracté la maladie de la vaccine en trayant des vaches atteintes d'une éruption particulière sur les pis. Il eut lieu de remarquer cependant que quelques-uns de ceux qui avaient eu la vaccine, ayant ensuite été inoculés de la petite vérole contractaient cette terrible maladie.

Cette découverte ralentit, jusqu'à un certain point, son ardeur ; mais le génie de Jenner sut triompher de tous les obstacles. Après un examen attentif, il s'assura que la vache était sujette à quelques variétés d'éruptions spontanées, toutes capables d'occasionner des ulcères aux mains des laitières sans produire généralement pour cela la vraie vaccine. Le succès de cette remarque le mit à même d'établir une dis-

-tinction entre ces maladies dans lesquelles il ne reconnut qu'une seule véritable vaccine, et qualifia les autres de vaccine bâtarde, comme ne possédant aucun pouvoir efficace sur la constitution.

A peine cet obstacle était-il levé qu'il s'en présenta un autre beaucoup plus sérieux en apparence; car il se trouva qu'un individu ayant trait une vache qui avait la vraie vaccine, et que l'on présumait avoir eu la maladie avec les autres, fut exposé ensuite à gagner la petite vérole. Quel est celui d'entre nous, messieurs, qui après un tel incident eût voulu persévérer dans sa recherche? Découragés et frustrés de notre attente nous aurions abandonné pour jamais un projet qui semblait n'offrir aucune perspective de succès ni de sécurité. Grâce au génie de Jenner ou plutôt à cette providence qui l'a inspiré, et semble lui avoir marqué sa place parmi les bienfaiteurs de l'humanité, son énergie a vaincu tous les obstacles et l'a conduit à réfléchir que les opérations de la nature sont généralement uniformes, et qu'il n'était pas probable qu'un individu (ayant eu la vaccine) pût, dans certains cas, être préservé de la petite vérole, et dans d'autres la contracter.

Il reprit ses travaux avec une ardeur plus vive, et le résultat qu'il en obtint fut très-favorable ; car il découvrit alors, que le virus ou pus vaccin était susceptible d'éprouver des altérations progressives d'après les mêmes causes absolument que celui de la petite vérole, et que lorsqu'il était appliqué à la peau humaine dans son état d'abâtardissement, il pouvait bien produire des effets autant et même plus éruptifs que quand il n'était pas décomposé, mais qu'ayant perdu sa vertu spécifique il était incapable de produire sur le corps humain ce changement qui lui est nécessaire pour le rendre inaccessible à la contagion variolique. Il se crut en droit de conclure de là qu'une personne pouvait traire une vache un jour et ayant contracté la vaccine se trouver préservée, tandis qu'une autre qui trairait la même vache le lendemain pourrait bien éprouver l'influence du virus au point de gagner un ou plusieurs ulcères, et en conséquence de ce, être atteint d'une indisposition très-sérieuse ; mais que, comme on vient de l'observer ; la quantité spécifique étant perdue, la constitution ne pouvait en ressentir une impression préservative.

Durant ces différentes recherches, il fut frappé de l'idée de pouvoir propager cette maladie par la voie de l'inoculation de la même manière que la petite vérole, d'abord avec le pus recueilli sur la vache et ensuite d'un individu sur un autre ; il eut le courage de faire cet essai, et préserva pour toujours, par-là, l'humanité des ravages de la maladie la plus contagieuse qui ait jamais désolé les habitans du globe ; c'est en 1798 qu'il publia cette merveilleuse découverte à l'univers saisi d'admiration et d'étonnement.

Les professeurs de médecine ont souvent observé que l'inoculation de la matière variolique, même pratiquée plusieurs fois, n'avait pas produit une éruption de petite vérole assez caractéristique pour offrir contre la contagion de cette maladie quelque sécurité pour l'avenir. Jenner éprouva un résultat assez analogue à celui-ci dans l'inoculation de la vaccine, il remarqua que les éruptions dartreuses qui surviennent aux enfans contrariaient par fois l'effet du virus vaccin comme celui du virus variolique ; que la peau, quoiqu'en apparence assez saine pour recevoir l'insertion, était néanmoins assez dérangée par le travail de la maladie pour s'opposer à l'efficacité de l'opération, et par conséquent à la préservation de la contagion variolique ; il en inféra que les praticiens devraient se montrer circonspects lorsqu'ils inoculeraient des sujets en proie à ces maladies cutanées, et qu'ils pourraient remédier à l'inconvénient de l'incertitude si, à la moindre apparence d'une pustule bâtarde, ils avaient soin de traiter d'abord la maladie d'après les règles de l'art et de réinoculer ensuite le malade.

Il observa « que les anomalies qui se présentent sous différentes formes, peuvent être occasionnées, soit par la qualité du virus employé, soit par l'état de l'individu inoculé ; mais la variété que l'on rencontre le plus souvent est celle qui arrive à sa maturité et à son terme à-peu-près dans le même tems requis pour l'effet de la vraie pustule. Sa naissance s'annonce par une démangeaison importune et son efflorescence est plus précoce, quelquefois étendue mais rarement circonscrite ou d'une teinte aussi vive que celle qui entoure la pustule régulière ; et (ce qui dénote, encore plus clairement que les autres symptômes, son abâtardissement), sa suppuration ressemble plutôt à celle qu'occasionne une épine ou quelqu'autre corps étranger introduit sous l'épiderme qu'à une pustule causée par le virus vaccin. Elle est, d'ordinaire, d'un jaune clair, elle ne contient qu'un fluide opaque et purulent, tandis que celui de la vraie pustule est limpide et sans couleur. Une légère pratique de la vaccine suffit pour faire distinguer le caractère de perfectibilité de la pustule vaccinale ; en conséquence lorsqu'on apperçoit quelque déviation dans sa marche ordinaire, de quelque nature qu'elle soit, la prudence commande impérieusement de recommencer l'opération. Lorsque la déviation provient de la maladie cutanée que je viens de décrire, ses symptômes correspondent généralement à ceux qui viennent aussi d'être désignés. Si la pustule n'est pas contrariée dans son cours par les effets de la démangeaison, elle se terminera d'ordinaire par une croûte d'un brun très-pâle ou plutôt de couleur d'ambre, et d'une contexture molle comparée avec celle de la vraie vaccine. D'après ce, il y a lieu de conclure que le fluide recueilli sur une pustule bâtarde occasionnée par les causes ci-dessus est capable de se propager et de se perpétuer de même qu'une pustule de vraie vaccine. »

Ainsi, toutes les fois que la pustule a une apparence douteuse, après la guérison de la maladie d'éruption, il faut recommencer l'inoculation pour obvier au défaut de sécurité.

Il est rare qu'un homme doué d'un génie même transcendant, apporte assez d'exactitude dans un premier essai, sur un sujet qui lui est même en quelque façon familier pour ne point pêcher par quelques omissions ou quelques redondances, soit dans la matière, soit dans la composition ; et à plus forte raison dans un ouvrage traitant d'une nouvelle découverte, s'attend-on à n'avoir qu'une esquisse imparfaite, non encore revêtue des teintes de lumière ni des teintes d'ombre ! Cependant l'ensemble s'est montré dans un tel état de perfection dans l'œuvre de Jenner intitulée « *Recherches sur les causes et les effets de la vaccine variolique*, qu'un savant médecin le D. Denman qui n'a jamais prononcé une sentence sans en bien peser les motifs, a déclaré positivement «qu'il ne lui semblait pas qu'aucun des faits ni des observations émis par le docteur Jenner eussent été désapprouvés ni réfutés, et que depuis la publication de son premier traité tout ce que l'on avait écrit sur ce sujet ne contenait rien d'important qui fut nouveau : » et jusqu'à ce moment la conviction publique confirme la déclaration de Denman.

Quelques membres de cette société, d'un mérite vraiment distingué, au nombre desquels je vois un Ring, un Aikin et un Addington, (1) peuvent être mis au nombre des coopérateurs de Jenner et lui ont tenu le mortier pour cimenter le noble édifice ; mais Jenner est seul l'architecte qui ait posé la base du temple glorieux sur le magnifique frontispice duquel on lira bientôt en

―――――――――

(1) Ces Messieurs, qui sont membres de la Société de Médecine, se sont distingués par leurs ouvrages sur l'inoculation vaccine.

lettres tracées de la main reconnaissante des générations futures :

JENNERI
GENIO SALUTIFERO.

Si notre illustre collègue poussé par un sentiment de vénalité eut fait tourner à son avantage particulier les fruits de sa découverte, il se serait procuré une fortune colossale ; mais dirigé par l'honorable impulsion d'une bienveillance universelle, il a sacrifié de bon cœur son intérêt personnel au bonheur public et a offert gratuitement au genre humain les moyens de conserver l'existence à 800,000 individus par an, ou 2500 par jour.

La philantropie de Jenner ne se concentra pas dans l'intérieur d'un seul empire ; mais elle s'étendit d'un pôle à l'autre. Après avoir donné à l'Europe les moyens de se préserver de la petite vérole, il s'occupa des moyens de porter dans l'Inde le bienfait salutaire que l'Europe entière accueillait avec une avide reconnaissance : pour réaliser ce but, il m'autorisa de traiter pour lui moyennant mille guinées du transport d'une certaine quantité de virus vaccin à Ceylan et dans nos autres possessions Asiatiques. Dans une de ses lettres il me trace le plan qu'il a communiqué au gouvernement dans l'espoir de voir couronner ses efforts d'un succès prompt et certain.

« Je fis, » me dit-il, « ma première tentative vers la fin de 1799, en envoyant mes ouvrages sur la vaccine et une grande quantité de virus vaccin, à bord du vaisseau le Queen East Indiaman; mais malheureusement ce bâtiment périt en mer. En apprenant ce déplorable événement, je renouvellai mes efforts pour introduire la vaccine en ce pays par les moyens dont je m'étais servi avec succès pour transporter le virus dans des pays encore plus lointains ; mais il n'arriva jamais sur les parages de l'Indostan dans l'état requis.

» Je fus mandé deux fois chez le secrétaire d'état (lord Hobart) qui avait reçu des demandes pressantes de virus vaccin pour arrêter les ravages que faisait la petite vérole dans ces contrées, particulièrement dans l'isle de Ceylan. Je lui représentai avec chaleur la nécessité d'employer des moyens plus efficaces que d'envoyer de la matière susceptible de se dessécher et que j'allais les lui indiquer.

» Voici quelle fut ma proposition : — qu'il fallait choisir à bord d'un navire faisant voile pour l'Inde vingt recrues ou autres de quelqu'état que ce fut qui n'eussent jamais eu la petite vérole, et que je placerais auprès d'eux un chirurgien versé dans la pratique de la vaccine.

» Que je me faisais fort de faire réussir par ce moyen la vaccine dans tous nos établissemens.

» Après quelques délibérations toutes mes propositions ont été rejettées et l'on m'a invité à faire transporter de la matière de la manière que je jugerais à propos pour qu'elle arrivât en bon état. J'y ai consenti et j'ai fait de mon mieux : mais j'avertis les membres du bureau que je ne me flattais pas d'un grand succès.

» En réfléchissant aux calamités auxquelles étaient exposés nos compatriotes et les naturels de l'Indostan, et à la facilité de les en préserver en introduisant chez eux la vaccine, je me mis dans l'idée que l'obstacle n'avait rien d'invincible, et que pour le surmonter il suffisait d'un vaisseau équipé convenablement. C'est par suite de ce, que je vous ai écrit pour vous prier de proposer une souscription pour fournir aux frais de cet équipement, et que je vous ai autorisé à m'inscrire pour une somme de mille guinées.

» Peu de tems après, fort heureusement, nous avons appris que la matière était parvenue dans l'Inde dans son état de perfection, par l'industrieuse activité de mon ami le docteur Carro, de Vienne. Ce fut par son secours qu'elle arriva d'abord à Constantinople, d'où par ses soins elle parvint ensuite jusqu'à Bombay. Je n'ai pas besoin de vous dire avec quelle allégresse elle a été reçue par les gens de toutes les classes, l'Européen civilisé et le pauvre Indien l'ont accueillie comme un remède anti-épidémique. »

La découverte de l'inoculation vaccine lorsque Jenner la publia semblait un bienfait si merveilleux et si inattendu qu'elle était plus propre à éblouir ses contemporains qu'à les convaincre de sa vaste importance. Ses résultats parurent incroyables aux gens même les plus éclairés, ils brûlaient d'impatience de voir réaliser des effets auxquels ils ne pouvaient presque ajouter foi. Les vérités profondes, ou les rayons éclatans de la lumière à leur première impulsion, confondent les facultés intellectuelles, ou éblouissent la vue : c'est ce qui a fait dire au modeste Fontenelle, (si mes deux mains étaient pleines de vérités, je ne les ouvrirais que l'une après l'autre.)

Enfin, l'expérience a démontré à l'univers l'importance d'une découverte qui doit occuper la première place dans l'histoire ; et la reconnaissance s'est empressée de payer au génie de Jenner le tribut de bénédictions qui lui était dû, depuis les Trônes des Césars et le parlement impérial de la Grande-Bretagne jusqu'aux différentes académies qui illustrent le monde civilisé. L'Angleterre se glorifie en lui d'une découverte qui l'honorera tant qu'un Newton et un Harvey illustreront l'empire des sciences. L'un pesa le globe dans la balance de la gravitation, l'autre expliqua à l'homme les lois qui règlent son existence ; mais à Jenner fut réservé le pouvoir de conserver cette existence, et cette illustre société s'honorera éternellement de l'avoir eu au nombre de ses membres les plus anciens ; car quoique l'envie et la malignité fassent agir leurs ressorts pour atténuer l'importance de la découverte Jennérienne ou pour déprécier le caractère estimable de son auteur, le tems se montrera le vengeur de la vérité. De même que Linnée, (en montrant du doigt une école de jeunes élèves) répondit à quelqu'un qui réfutait son système sexuel de botanique : « ceux-là, » dit-il, « seront nos juges, » ainsi Jenner ne foulant plus désormais la tombe des victimes de la petite vérole et n'ayant plus le spectacle affligeant des cicatrices et des mutilations qu'elle engendrait, pourra montrer du doigt la génération qui s'élève et jouir sans trouble de l'aspect ravissant de la race humaine préservée d'une contagion mortelle, grâce à la providence, qui a voulu qu'il vînt au monde pour lui apporter ce bienfait. — Assuré, comme il doit l'être, de la haute considération dont il jouit dans l'opinion des philosophes et des sages, il fuit l'adulation et se plaît dans une solitude champêtre, lorsque les devoirs de son état lui laissent quelques momens de loisir ; momens qu'il consacre autrement qu'au repos et à une honteuse oisiveté. A présent que les grands et les riches ont éprouvé les bienfaits de sa découverte, il satisfait l'impulsion bienfaisante de son cœur en administrant ses secours avec autant de zèle aux indigens et aux orphelins. La manière dont il emploie ses momens de loisir est décrite dans une lettre que j'ai reçue dernièrement d'un de mes correspondans, elle est d'une simplicité si éloquente que je crois pouvoir vous en donner lecture:

« Vers les neuf heures du matin, j'arrivai à Berkley et j'allai voir aussitôt mon ami. Il allait justement se mettre à déjeûner. Après les complimens d'usage et quelques questions réciproques sur la santé de nos amis nous déjeûnâmes ensemble. Notre conversation, comme on se l'imagine bien, changea bientôt de sujet, et tomba sur la matière intéressante qui avait captivé depuis quelque tems l'attention de l'espèce humaine, c'est à dire la découverte de la vaccine. J'appris avec douleur les nombreuses entraves que l'envie, le préjugé et l'ignorance avaient apportées aux progrès de cette pratique salutaire et ensuite avec un sensible plaisir sa rapide introduction sur presque tous les points du globe. Le salon dans lequel nous étions, avait vue sur un tapis vert agréable d'un côté duquel régnait une allée visible d'endroits à autres à travers des arbres, et qui se terminait enfin par un épais bosquet. J'avais observé, durant notre conservation, un grand nombre de femmes avec des enfans dans leurs bras ou à leurs côtés traversant l'allée et se dirigeant vers le bosquet qui alors me les dérobait. Cette remarque piqua très fort ma curiosité, et je ne pus m'empêcher d'interrompre la conversation pour demander à mon ami ce que cela signifiait. « J'ai depuis quelque tems, » me dit-il, « la coutume de consacrer une matinée de la semaine à inoculer les pauvres, et comme c'est aujourd'hui le jour, vous voyez accourir ainsi ces bonnes gens des villages voisins. Vous vous étonnez peut-être, continua-t-il, de les voir se rendre ainsi en bon ordre dans le bosquet et puis disparaître, je vais vous expliquer d'où cela vient. Au milieu de ces arbres est un petit pavillon construit en forme de chaumière, il ne contient qu'une pièce, et je ne l'ai fait faire que pour donner à cette partie de mon jardin une perspective plus champêtre. Je l'ai converti depuis quelque tems en un lieu d'utilité, et le peuple que je dois inoculer s'y réunit en attendant que je vienne l'y trouver. C'est pour cette raison que j'ai appellé ma petite chaumière le *Temple de Vaccina* ; et tel qu'un prêtre zélé, » ajouta-t-il en souriant, « je suis toujours jaloux de le trouver rempli de fidèles ; mais après déjeûner vous m'accompagnerez et vous verrez comment cela se passe. » J'acceptai avec plaisir la proposition, et quelques minutes après nous levâmes le siége et nous nous rendîmes à la chaumière ; nous la trouvâmes remplie de pauvres gens avec leurs enfans. Mon ami examina d'abord les bras de ceux qu'il avait vaccinés la semaine précédente et ensuite vaccina les autres en recommandant expressément à leurs parens de les lui amener exactement au jour fixé. J'éprouvai un mélange de peine et de plaisir en entendant quelques pauvres villageois exprimer quelques doutes sur l'efficacité que l'inoculation vaccine leur promettait et rapporter les préjugés de leurs rustiques voisins ; mais le docteur possède bien l'art de combattre leurs préjugés, et je pris plaisir à remarquer les manières douces et insinuantes qu'il employait pour calmer leurs terreurs. « C'est pour moi une réflexion bien douce, » me dit-il après que ces bonnes gens furent partis, « quand je songe que ces pauvres enfans sont garantis pour toujours des maux que la maladie épouvantable que je travaille à extirper, leur aurait occasionnés, et quand je considère la multitude d'individus qui ont déjà profité du bienfait que j'ai eu le bonheur d'annoncer à l'univers et de ceux qui en goûteront les effets par la suite, ma satisfaction est si vive et ma reconnaissance envers l'Être infini, que je reconnais pour le dispensateur de toutes les bénédictions, est si profonde, que j'ai peine à rendre ce que j'éprouve. »

« Vous avez bien raison, lui dis-je, de penser de la sorte : et quant à votre petit temple (faisant allusion au nom qu'il avait donné à sa petite chaumière) il est heureux pour nous que des préceptes d'une vérité sacrée aient remplacé le système de Polythéisme, car la *Vaccina* aurait été proclamée comme une nouvelle divinité sur la terre, et les hommes bien pénétrés des avantages qu'elle possède, lui auraient rendu leurs hommages sous ce rustique toit avec plus d'empressement et de vénération que dans les temples les plus magnifiques et les plus somptueux qui firent jamais l'admiration de la Grèce et de Rome. »

En contemplant l'étendue immense de cette sublime découverte, la facilité avec laquelle elle peut réaliser les heureux effets qu'elle présage et en calculant les différentes autres découvertes et progrès faits dans les sciences dont nous avons été témoins, quelle brillante carrière vient s'ouvrir au génie d'une jeunesse transportée d'émulation ! Entr'autres exemples, un Franklin qui au moyen d'un petit fil métallique, a enchaîné et gouverné à son gré le plus épouvantable agent de la nature et nous a conduit à la connaissance de l'électricité, découverte que les Galvani et les Albini ont encore perfectionnée et par laquelle nous sommes maintenant portés à conclure que depuis le *gymnotus electricus*, qui porte son pouvoir électrique jusques dans l'océan, depuis les animaux et la matière brute que contient la terre jusques aux nuages qui flottent dans les plaines de l'air; un fluide éthéré pénètre toute la nature, et influence ses plus secrettes opérations ; mais comme l'a fort bien observé Sénèque: *multa etenim sunt quæ esse audivimus, qualia autem sint ignoremus ! Quamque multa venientis ævi populus, ignota nobis, sciet.*

La découverte que nous célébrons en ce jour présente un motif bien puissant d'encouragement à cultiver avec ardeur la la science de la médecine à l'exemple de notre illustre aggrégé à qui, en témoignage de notre reconnaissance de sa découverte de l'inoculation vaccine, nous avons unanimement voté cette médaille d'or qu'en son absence je dépose, conformément à ses intentions, entre les mains de notre très-digne président qui dans tant d'occasions nombreuses a, du haut de cette chaire qu'il occupe d'une manière si distinguée, instruit et éclairé un auditoire attentif et reconnaissant, à mon ami, le docteur Sims, je confie, en conséquence, avec une satisfaction inexprimable, cette médaille qui porte l'inscription suivante :

Don. Soc. Med. Lond. an. salut. 1773.
instit.
E. Jenner, M. D.
socio suo eximio,
ob
vaccinationem
exploratam:

En honneur du docteur Jenner, comme le plus digne monument d'estime que nous puissions offrir au mérite incomparable et à la gloire immortelle de cet homme, qui a soulevé le voile qui nous dérobait les mystères sacrés d'Isis dans cette sensible allusion avec la nature:

ΕΓΩ
ΕΙΜΙ ΠΑΝ ΤΟ ΓΕΓΟΝΟΣ
ΚΑΙ ΟΝ, ΚΑΙ ΕΣΟΜΕΝΟΝ.
ΚΑΙ ΤΟΝ ΕΜΟΝ ΠΕΠΛΟΝ
ΟΥΔΕΙΣ ΠΩ ΘΝΗΤΩΝ
ΑΠΕΚΑΛΥΨΕΝ.

Je suis celui qui est, qui a été et qui sera, et aucun mortel n'a jusqu'ici soulevé le voile qui me couvre.

FIN.

ERRATA.

Page 11, première ligne de la note, *aulieu de* Friend, *lisez* Freind.

Page 29, onzième ligne, *aulieu de* essuyés, *lisez* essuyées.

Page 30, dix-septième ligne, *aulieu de* les sentimens de la sensibilité se répriment, *lisez* la sensibilité est émoussée.

Page 45, dernière ligne, *aulieu de* nefant *lisez* enfant

Page 47, dix-neuvième ligne, *aulieu de* tranchés *lisez* tranchées.

Page 48, neuvième ligne, *aulieu de* excités, *lisez* excitées.

Page 49, dixième ligne, *aulieu de* auxquels, *lisez* à la quelle.

Page 72, douzième ligne, *supprimez* qui.

Page 73, vingtième ligne, *aulieu de* produires *lisez* produire.

Page 84, dernière ligne, *aulieu de* est en décélait, *lisez* et en décélait.

Page 90, vingtième ligne, *aulieu de* le vaccine *lisez* la vaccine.

Page 91, quatrième ligne, *aulieu de* Wil-liams *lisez* Williams.

Page 126, Rétablissez *l'article III* tel qu'il est prédédemment pages 25 et 26.

Page 172, quatrième ligne de la deuxième note, *aulieu de* Chirec, *lisez* Chirac.

Page 174, dix-neuvième ligne, *au lieu de* populuses *lisez* populeuses.

Page 183, dixième ligne, *aulieu de* à Metz *lisez* à Mayence, etc.

Page 200, quatrième ligne, *au lieu de* d'après ce; *lisez* d'après ces effets.

Page 177, septième ligne, *effacez* Paris.

Page 83, quatrième ligne au lieu de *ó fortunati* lisez *O fortunatos*, etc.

Page 160, placez la note après les mots consentir que etc, cinquième ligne.

PREUVES DE L'EFFICACITÉ DE LA VACCINE,

Suivies d'une réponse aux objections formées contre la vaccination.

Contenant l'histoire de cette découverte, de ses progrès, de ses heureux effets, les témoignages publics rendus devant la chambre des communes sur son efficacité; le dernier rapport de la société Royale Jennérienne et le discours prononcé en l'honneur du docteur Jenner, inventeur de cette inapréciable découverte, etc. Précédées de la description de la petite vérole, de ses effets meurtriers, de l'inoculation de la petite vérole et de ses suites, par le docteur John Thornton, Membre du Collége de la Trinité de Cambridge; Professeur de Botanique Médicale à l'Hospice de Guy, dernier Médecin du dispensaire de Mary-Lebone, auteur du Temple de Flore, etc.

Traduct. Littérale de l'anglais, dédiée et présentée à S. A. S. Monseig. le Prince Cambacérès, Archichanoelier de l'Empire, par Joseph Duffour, docteur en Medecine, ancien Médecin à Paris de divers Etablissemens Publics, Medecin actuel de l'Hospice Impérial des Quinze-Vingts, du Comité Central de Bienfaisance du cinquième Arrondissement et Membre Correspondant de plusieurs Comités de vaccine.

1 Volume *in*-8°. Prix 3 fr. 50 cent. pour Paris, et 4 fr. 50 cent. pour les Départemens. Cet ouvrage est orné de deux Planches coloriées, représentant au naturel les développemens successifs des pustules de la Vaccine, ainsi que ceux des pustules bâtardes. A Paris, Chez CHOMEL, Imprimeur-Libraire, rue Jean-Robert, N°s. 23 et 26. CAPELLE et RENAND, Libraires Commissionnaires, rue Jean-Jacques Rousseau, et chez MM. les Libraires et Journalistes des départemens.

AVIS DU LIBRAIRE.

M. le docteur Duffour *m'ayant remis des notes et des lettres essentielles pour être mises à la suite de la traduction de l'ouvrage du Dr. John Thornton, j'ai cru être utile au public et faire plaisir à ceux qui l'ont lue et qui la liront de les imprimer sur le champ ainsi que les analyses de plusieurs journaux de la capitale et des départ., et d'en faire des feuilles séparées pour être envoyées aux Préfets, Archevêques, Evêques et autres Fonctionnaires publics qui ont reçu des exemplaires dudit ouvrage. Ceux qui s'en sont procuré chez moi et chez M. M. Capelle et Renand, Libraires-Commissionnaires, rue Jean-Jacques Rousseau, et autres Libraires de Paris et des départemens pourront demander cette brochure supplémentaire, qu'ils recevront gratuitement.*

Avertissement du Traducteur.

Le libraire ayant sollicité mon aveu pour imprimer à la suite des *Preuves de l'Efficacité de la vaccine*, les analyses de différens journaux, je m'y suis prêté par les mêmes motifs qui m'avaient porté à publier un ouvrage aussi utile. Je me borne à y insérer les reflexions suivantes comme étant le résultat de la correspondance dans la quelle m'a entraîné cette traduction, ainsi que les lettres de plusieurs administrateurs et personnages dont je suis flatté de mettre le témoignage sous les yeux du public.

La vaccination paraît appréciée et secondée par tous les Administrateurs de l'Empire, par les Evêques et Archevêques, par les compagnies savantes et les sociétés de médecine, et par des hommes dont le nom seul est un argument en faveur de la doctrine, les Portal, les Corvisart, les Thouret, les Hallé, les Cuvier, les Larochefoucaud Liancourt, etc. C'est à leurs nobles intentions, non moins qu'aux heureux efforts de la Société de vaccine et de son Comité central, que je m'empresse de m'associer, trop flatté si je puis contribuer en quelque chose à completter le bien immense résultant déjà de leurs travaux, et qui est pourtant retardé en quelques endroits, et plus particulièrement dans les pays réunis, tels que le Piémont, ainsi que me le mande Monseigneur l'Archevêque de Turin. (1)

---

(1) Depuis la reception de cette lettre nous avons appris que la vaccination avait d'abord rencontré dans les commencemens beaucoup d'obstacles; mais que par les soins des autorités, des comités de vaccine, et de plusieurs médecins et chirurgiens coopérateurs des comités, l'on espérait parvenir à détruire totalement les préjugés qui s'opposaient à ce que la généra-

Les obstacles viennent de l'ignorance, de l'insouciance et de la prévention du peuple, mais surtout des manœuvres employées par quelques personnes pour empêcher l'adoption de la vaccine. Cette triste vérité est énoncée avec une généreuse franchise dans la lettre que nous a écrite le 7 mai M. l'Archevêque de Besançon.

Après avoir dit « : Que ses Curés et suc-
» cursalistes paraissent avoir vivement
» exhorté leurs parroissiens à recourir à
» la vaccine, qu'ils leur présentent
» comme un des plus signalés bienfaits de
» la providence.

Il ajoute : « Mais souvent ils se trou-
» vent contrariés, vous dirai-je par
» quels hommes, monsieur, par ceux-
» là même qui semblaient devoir être
» les premiers à les aider dans les
» moyens de vaincre la routine et la pré-
» vention populaire. Des médecins et des

---

lité des citoyens adoptât une méthode dont l'utilité est pleinement constatée. Mʳ Loysel, préfet du département du Pô, à qui j'ai eu l'honneur de faire hommage d'un exemplaire de ma traduction des *Preuves de l'Éfficacité de la Vaccine*, etc., m'a informé en date du 13 Juin 1807, qu'il l'avait présenté au Comité central de Vaccine de Turin.

» chirurgiens de village y voient pour
» eux, une soustraction de bénéfices qu'ils
» fondaient sur les ravages périodiques
» de la petite vérole : De là leurs viru-
» lentes déclamations contre la vaccina-
» tion qu'ils présentent aux gens de la
» campagne, comme un dangereux palli-
» atif, après lequel le mal qu'on prétend
» guérir ou prévenir se présentera lors-
» qu'on y pensera le moins avec un dégré
» de violence, vingt fois plus terrible; ou
» bien, disent-ils, la nature des vaccinés
» étant en quelque sorte altérée, ceux-
» ci deviendront sujets à des maladies af-
» freuses qui semblaient ne devoir attein-
» dre que la classe des animaux brutes.

» Si ces anti-vaccinistes se trouvent
» comme forcés de vacciner, ils emploient
» *du mauvais vaccin.* La petite vérole
» n'en étant point arrêtée, ils en con-
» cluent la nullité, pour le moins, de la
» vaccination.

» Enfin, pour dernière ressource, mon-
» sieur, ils rançonnent les vaccinés; alors
» l'homme du peuple, et cet homme là
» est moins rare qu'on ne pense, se dit:
» Pourquoi dépenser cet argent pour gué-

» rir moi ou mes enfans d'un mal que
» peut-être nous n'aurons jamais. L'esprit
» d'intérêt, partout fort persuasif, mais
» spécialement dans la classe du peuple,
» vient donc appuyer contre la vaccine,
» les spécieux argumens et les craintes
» hypocrites de quelques hommes inté-
» ressés à maintenir le règne désastreux
» de la petite vérole; et c'est ce que m'ont
» confirmé mes bons ecclésiastiques. etc. »

M. Hilaire, préfet de la Haute-Saône, recommandable par une longue continuité de services publics et par un zèle courageux et réfléchi, me mande en date du 14 mai : « La vaccine ne rencontre plus
» ici d'autres obstacles que quelques
» restes des habitudes routinières, de
» quelques préjugés de la vieille méthode,
» de quelques hommes de l'art, et de
» quelques prêtres fanatiques et ignorans.

» Toutefois le plus grand nombre cède
» à l'expérience, et les résultats de cette
» année sont très satisfaisans par le nombre
» des vaccinés, par le succès des cures,
» et par la confiance qui est considéra-

» blement augmentée. Je m'occupe du
» recensement du nombre des vaccinés
» et du nombre de ceux qui, atteints de
» la petite vérole sans ce secours, en sont
» guéris, de ceux qui sont morts, et de
» ceux qui sont restés infirmes ou dé-
» figurés, etc.

C'est favoriser, je pense, la propagation de la vaccine, que de signaler ce genre d'obstacles qu'elle rencontre ; obstacles qui ne peuvent être détruits que par le zéle persévérant des hommes éclairés, et l'autorité du gouvernement. C'est à celui-ci surtout à encourager non seulement la vaccination par la connaissance répandue de ses heureux effets, et par son application gratuite ; mais en soumettant encore les maires des communes à envoyer chaque année à leur Préfet, le tableau des enfans vaccinés, en accordant des marques de satisfaction publique à ceux qui offriront les listes les plus complettes de vaccinés ; à réprimander les maires dont l'insouciance à cet égard serait démontrée, ou dont les listes de vaccinés seraient presque nulles.

Il y a une mesure plus sévère et pourtant très juste ; ce serait de suspendre les chirurgiens de village qui se feraient connaître comme antagonistes de la vaccination. Ce sont de véritables ennemis de l'état, puisqu'ils voyent périr, sans regret, sa plus douce espérance, et qui aulieu d'être les sauveurs de la portion d'hommes confiés à leur soins, compromettent sciemment leur existence. Le gouvernement, pour conserver autant qu'il est en lui, l'espèce humaine; véritable force des états, et premier objet de sa haute sollicitude continuera d'employer, l'insinuation, l'encouragement, et usera même de voies repressives, qui seules peuvent intimider une cupidité homicide. Le gouvernement doit, s'il le faut, ordonner une vaccination générale (1) sous

---

(1) Sous le ministère du duc de Choiseul et par ses ordres, il fut fait, en 1770, une inoculation générale à l'Ecole militaire de la Flèche et à celle de Paris, laquelle fut dirigée par le médecin Gatty, et dont le succès complet accrédita beaucoup la découverte de l'inoculation variolique.

les yeux du préfet du département, ou de son délégué, dans les communes, d'où elle aurait été jusqu'ici rejettée, (1) afin de prouver par ces mesures éclatantes la fausseté des préventions, et la certitude du remède.

Opinions de plusieurs Journaux de la Capitale et des Départemens sur les Preuves de l'Efficacité de la Vaccine.

L'Analyse suivante a été insérée dans le Moniteur Universel, *du mercredi,* 13 *Mai,* 1807.

Le titre de cet ouvrage indique suffisamment le but utile dans lequel il a été entrepris. Propager une découverte salutaire, extirper de la surface du globe une maladie aussi cruelle et aussi dégoûtante que la petite vérole, tel a été l'objet que s'est proposé le docteur Thornton. Ceux

---

(1) C'est le procédé que suivit le docteur Thornton, dans le village de *Lowther*, et cette opération ferma la bouche aux détracteurs de la vaccination, ainsi qu'il est rapporté, pages 81 et suiv.

qui liront son ouvrage, conviendront avec nous qu'il n'était guères possible de mieux défendre la cause de l'humanité, et ils ne pourront manquer de se rendre à l'évidence des faits sans nombre rapportés par cet auteur en faveur de la vaccine. Il a fait précéder son ouvrage d'un tableau historique des ravages de la petite vérole dans les diverses parties du globe, et d'après des calculs basés sur des renseignemens authentiques, il évalue la mortalité qu'elle occasionnait à huit cent mille individus par année.

L'auteur nous démontre ensuite les avantages sans nombre de la vaccine sur l'inoculation variolique; les preuves qu'il rapporte sur la durée préservative de cette nouvelle découverte remontent jusqu'à un intervalle de 50 ans, et parlà une des principales objections élevées contre elle se trouve complettement réfutée. Le témoignage du docteur Thornton doit paraître d'autant plus irrécusable que, pratiquant lui-même ou faisant pratiquer sous ses yeux, il ne rapporte que des faits dont il a été en quelque sorte témoin oculaire, ou dont il a pu être bien informé par ses liaisons avec les docteurs Jenner, Woodville, Macdonnal, et autres médecins célèbres.

Le discours prononcé en l'honneur de Jenner, qui termine cet ouvrage, nous a vivement intéressés ; et, quoique l'origine de la découverte de la vaccine puisse paraître un sujet déjà bien épuisé, nous ne saurions résister au desir de transcrire le passage suivant:

« Vers l'an 1775, l'inoculation de la petite vérole, d'après le procédé de Sutton, était en grand usage dans la province de Glocester. Jenner, qui exerçait alors la chirurgie, observa que parmi le grand nombre des sujets qu'il était chargé d'inoculer, plusieurs résistaient à l'épreuve de la petite vérole, parce qu'ils avaient contracté la maladie de la vaccine en trayant des vaches atteintes d'une éruption particulière sur les pis. Il eut lieu de remarquer cependant, que quelques-uns de ceux qui avaient eu la vaccine, ayant ensuite été inoculés de la petite vérole, contractaient cette terrible maladie.

» Cette découverte ralentit jusqu'à un certain point son ardeur; mais le génie de Jenner sut triompher de tous les obstacles. Après un examen attentif, il s'assura que la vache était sujette à quelques variétés d'éruptions spontanées, toutes capables d'occasionner des ulcères aux mains des laitières, sans produire généralement pour cela la vraie vaccine. Le succès de cette remarque le mit à même d'établir une distinction entre ces maladies, dans lesquelles il ne reconnut qu'une seule véritable vaccine, et qualifia les autres de vaccine bâtarde, comme ne possédant aucun pouvoir efficace sur la constitution.

» A peine cet obstacle était-il levé qu'il s'en présenta un autre beaucoup plus sérieux en apparence; car il arriva qu'un individu ayant trait une vache qui avait la vraie vaccine, et que l'on présumait avoir eu la maladie avec les autres, fut exposé ensuite à gagner la petite vérole. Quel est celui d'entre nous, messieurs, qui après un tel incident eût voulu persévérer dans sa recherche? Découragés et frustrés de notre attente, nous aurions abandonné pour jamais un projet qui semblait n'offrir aucune perspective de succès ni de sécurité. Grace au génie de Jenner ou plutôt à cette providence qui l'a inspiré, et semble lui avoir marqué sa place parmi les bienfaiteurs de l'humanité, son énergie a vaincu tous les obstacles et l'a conduit à réfléchir que les opérations de la nature sont généralement uniformes, et qu'il n'était pas probable qu'un individu, ayant eu la vaccine, pût, dans certains cas, être préservé de la petite vérole, et dans d'autres la contracter.

» Il reprit ses travaux avec une ardeur plus vive, et le résultat qu'il en obtint fut très favorable ; car il découvrit alors que le virus ou pus vaccin était susceptible d'éprouver des altérations progressives d'après les mêmes causes absolument que celui de la petite vérole, et que lorsqu'il était appliqué à la peau humaine dans son état d'abâtardissement, il pouvait bien produire des effets autant et même plus éruptifs que quand il n'était pas décomposé ; mais qu'ayant perdu sa vertu spécifique, il était incapable de produire sur le corps humain ce changement qui lui est nécessaire pour le rendre inaccessible à la contagion variolique. Il se crut en droit de conclure de là qu'une personne pouvait traire une vache un jour et, ayant contracté la vaccine, se trouver préservée, tandis qu'une autre, qui trairait la même vache le lendemain, pourrait bien éprouver l'influence du virus au point de gagner un ou plusieurs ulcères et en conséquence être atteint d'une indisposition très-sérieuse, mais que, comme on vient de l'observer, la qualité spécifique étant perdue, la constitution ne pouvait en ressentir une impression préservative.

» Durant ces différentes recherches, il eut l'idée de pouvoir propager cette maladie par la voie de l'inoculation de la même manière que la petite vérole, d'abord avec le pus recueilli sur la vache, et ensuite d'un individu sur un autre; il eut le courage de faire cet essai, et préserva pour toujours par là l'humanité des ravages de la maladie la plus contagieuse qui ait désolé les habitans du globe; c'est en 1798 qu'il publia cette merveilleuse découverte à l'univers saisi d'admiration et d'étonnement. »

Plus loin, l'orateur (le docteur Lettsom) poursuit de la sorte :

« L'Angleterre se gorifie en lui d'une découverte qui l'honorera tant qu'un Newton et un Harvey illustreront l'empire des sciences. L'un pesa le globe dans la balance de la gravitation ; l'autre expliqua à l'homme les lois qui règlent son existence ; mais à Jenner fut réservé le pouvoir de conserver cette existence, et cette illustre société s'honorera éternellement de l'avoir eu au nombre de ses membres les plus anciens ; car quoique l'envie et la malignité fassent agir leurs ressorts pour atténuer l'importance de la découverte jennérienne ou pour déprécier le caractère estimable de son auteur, le tems se montrera le vengeur de la vérité. De même que Linnée, en montrant du doigt une école de jeunes élèves, répondit à quelqu'un qui réfutait son système sexuel de botanique : Ceux-là seront nos juges; ainsi Jenner ne foulant plus désormais la tombe des victimes de la petite vérole, et n'ayant plus le spectacle affligeant des cicatrices et des mutilations qu'elle engendrait, pourra montrer du
 du doigt

doigt la génération qui s'élève, et jouir sans trouble de l'aspect ravissant de la race humaine préservée d'une contagion mortelle, grâce à la providence qui a voulu qu'il vînt au monde pour lui apporter ce bienfait. »

Cette traduction est un véritable service rendu à la science; son auteur a eu l'avantage de la présenter à S. A. S. Monseigneur le Prince archi-chancelier de l'Empire, qui en avait agréé la dédicace, avec cette bienveillance éclairée et particulière dont il se plaît à récompenser tout ce qui porte le cachet de la science et du talent consacrés à l'utilité publique. Elle est précédée d'un discours préliminaire dans lequel on trouvera avec plaisir un précis historique sur la naissance et les progrès de l'*inoculation vaccine* en France, ainsi qu'une description succinte de cette nouvelle *affection constitutionelle*. Dans ce discours, le traducteur a cru devoir donner aussi l'historique de la petite vérole naturelle, maladie épouvantable que l'on doit, selon lui, aux Arabes qui l'apportèrent en Egypte, sous le calife Omar, d'où elle se répandit successivement dans le reste du monde. Il rappelle à ce sujet que, lorsque l'inoculation de la petite vérole fût connue en France, elle éprouva des obstacles insurmontables pour s'y établir, bien que des écrivains courageux, tels que les Petit, les Lacondamine, et tant d'autres déployassent leur généreuse éloquence pour faire adopter universellement ce procédé salutaire.

Il paie un juste tribut d'éloges aux savans estimables qui nous apporté cette précieuse découverte, ainsi qu'aux soins paternels que le Gouvernement a pris pour la propager, en instituant une Société pour *l'extinction de la petite vérole en France par la propagation de la vaccine*, dont S. Excel. le ministre de l'intérieur est président. Ces encouragemens reçoivent tous les jours leur plus douce récompense, en conservant à l'Etat des milliers de sujets qui seraient la proie d'une maladie terrible : chaque année, offre une diminution sensible dans les tables de la mortalité parmi les enfans. Espérons que les vœux exprimés par le docteur Thornton et par son traducteur le docteur Duffour seront enfin comblés, qu'il n'y aura bientôt plus en France une seule famille qui ne soumette avec sécurité ses enfans à cette opération bienfaisante, et que la petite vérole disparaîtra entièrement du sol de ce beau pays.

Les gravures coloriées dont cet ouvrage est orné, qui représentent au naturel les pustules de la vraie vaccine, et celles de la vaccine bâtarde, dans leurs diverses périodes, contribuent à lui donner encore plus de prix.

Compte rendu par le Publiciste, le 27 Avril, 1807, des Preuves de l'Efficacité de la vaccine, *etc.*

Le génie de l'homme, sans cesse en activité, court après la nouveauté et le perfectionnement : de là, les découvertes journalières dans l'agriculture et l'industrie, dans les arts utiles et de pur agrément, dans la théorie des sciences et leur application. Trop souvent ces découvertes sont insignifiantes, imparfaites, ou n'intéressent que quelques classes de la société ; plusieurs même sont funestes à l'humanité. Mais il est des découvertes qui la servent et la défendent contre les maux dont elle est assiégée; et parmi celles de ce genre, en est-il une plus intéressante, une plus digne de l'attention du père de famille, de l'administrateur et de l'homme d'état, que *la découverte de la vaccine ?* On écrirait des volumes entiers sur les bienfaits de la vaccine, puisqu'elle conserve la moitié de la population naissante, et préserve une partie de l'autre, de ces infirmités fréquentes ou de ces difformités qui flétrissant l'homme dès son enfance, affligeaient l'amour paternel dans ses plus cheres affections.

L'efficacité de la vaccine est démontrée aux yeux des plus incrédules. Il est des faits et des expériences sans réplique; telle est la nullité de l'inoculation variolique sur les personnes vaccinées; telle est l'expérience faite par le docteur Thornton lui-même dans le village de Lowther, où, pour convaincre les habitans indécis, il fit coucher une jeune fille entre deux enfans couverts de boutons de la petite vérole, et qui se trouva garantie par l'inoculation de la vaccine.

Ce qui relève le mérite de la vaccination, c'est la simplicité de son traitement, lequel ne change presque rien aux habitudes de la vie; et ne trouble point la santé de l'enfance la plus délicate; c'est sur-tout l'avantage qu'elle a de ne point provoquer, comme l'inoculation, la petite vérole dans une famille, dans un village, dans tout un canton, et de ne point amener ainsi des malheurs qui souvent faisaient gémir de la découverte de l'inoculation variolique.

La découverte de la vaccine est donc, sans exagération, un des grands bienfaits que le ciel ait accordés à la terre, et c'est avec raison que le docteur Jenner a donné au salon où il vaccine gratuitement dans sa maison de campagne de Berckley, le nom de *Temple de Vaccina*. En effet, la vaccine est une divinité dans le sens des anciens, et ils lui eussent élevé un temple à côté de Cérès, de Lucine et des divinités conservatrices de l'homme. Que la reconnaissance publique entoure donc l'heureux Jenner, qui a signalé aux mortels cette divinité si long-tems ignorée! Qu'elle entoure les philantropes des nations anglaise et française, MM. Woodville, Thornton

Pearson, Aubert, de Liancourt, et enfin le docteur Duffour, qui vient de nous faire connaître l'important ouvrage du docteur Thornton, enrichi d'une préface et de notes qui indiquent le praticien observateur, qu'un noble penchant porte à consacrer tous ses soins à ses semblables.

Cet ouvrage, que le docteur Duffour a envoyé aux préfets aux archevêques et évêques des départemens et aux curés de Paris, doit achever de dissiper l'incrédulité du peuple qui, assailli de maux, rejette encore, en beaucoup d'endroits, la vaccination, d'après cette maxime, *qu'il ne faut pas se donner le mal qu'on n'a pas*, quand la réflexion la plus simple devrait lui sentir que la vaccine n'est au contraire que le préservatif d'un mal dont il est tous les jours la victime.

Je finirai cependant par une réflexion sur l'ouvrage du docteur Duffour. Ses propres idées, jointes à celles de M. Thornton, l'ont rendu un peu volumineux. Un court extrait, fait par ordre des préfets de chaque département et répandu dans les campagnes, acheverait d'en assurer le succès sous le point de vue qui paraît le plus avoir flatté l'auteur, celui de la propagation de la vaccine et de l'extirpation des préjugés qu'on y oppose.

―――――

L'analyse suivante a été insérée dans le Journal de Paris, du Mardi, 14 *avril* 1807.

La traduction d'un ouvrage anglais sur la vaccine, ne saurait manquer d'être favorablement accueillie en France, où plusieurs médecins célèbres nous ont déjà fait part du résultat de leurs travaux, et de leurs recherches sur cette découverte importante. L'ouvrage que nous annonçons réunit tout ce qui peut exciter l'intérêt du lecteur. Le docteur Thornton, déjà avantageusement connu par plusieurs ouvrages très-estimés en Angleterre, ne pouvait diriger ses travaux d'une manière plus utile, qu'en les consacrant à propager une découverte aussi avantageuse à l'humanité que la vaccine. Il a pensé avec raison qu'un tableau fidèle des ravages de la petite vérole serait très-propre à inspirer contre cette terrible maladie, une terreur salutaire. En conséquence, il a placé en tête de son ouvrage un rapport détaillé sur la mortalité de la petite vérole, dans les diverses parties du globe, suivi des avantages de l'inoculation sur la maladie naturelle, avantages que l'ignorance et les préjugés de la multitude rendaient à peu près nuls. Delà l'auteur fait voir combien la vaccine est préférable à l'inoculation variolique, il rapporte une infinité d'exemples de son pouvoir préservatif, dont la durée remonte à un intervalle de cinquante années. Après avoir ainsi complètement refuté les vaines allégations des adversaires de cette opération bienfaisante, il termine son ouvrage par le discours prononcé en l'honneur de Jenner par le docteur Lettsom, son collègue à la société de médecine.....

Dans un discours préliminaire qui est joint à cet ouvrage le traducteur a cru devoir tracer l'histoire de l'introduction et des progrès de la vaccine en France, ainsi qu'un exposé sur la petite vérole naturelle et sur l'inoculation variolique. Il paie un juste tribut d'éloges aux hommes estimables qui nous ont apporté l'inoculation vaccine, et aux soins paternels du gouvernement pour la propager dans toute la France.

Cette traduction est ornée de deux planches coloriées qui représentent au naturel les dévelloppemens successifs des boutons vaccins, et même ceux de la fausse vaccine ou bâtarde et de la petite vérole, de sorte qu'il suffira de consulter ces gravures pour connaître la marche ordinaire de cette maladie.

L'Analyse suivante a été insérée dans la Gazette de Santé, du lundi, 11 Mai, 1807.

Nous ne laisserons pas écouler le mois le plus favorable à la vaccination, sans rendre compte d'un ouvrage qui joint au mérite de l'à propos, celui d'être aussi purement écrit que sagement pensé. Nous voulons parler du livre intitulé : *Preuves de l'Efficacité de la Vaccine*, suivies d'une réponse aux objections formées contre la vaccination, etc.

Cet utile ouvrage est plus à l'ordre du jour qu'on ne pense, quand on réfléchit aux succès confirmés de la vaccine, et aux victimes que la petite vérole fait encore, malgré la facilité de recourir à une opération aussi bienfaisante que peu douloureuse, facile et sans danger. Il est encore un parti d'opposition qui va colportant *per domos* les récits de prétendus malheurs arrivés à la suite de l'inoculation par la vaccine. Ces faits sont articulés avec l'assurance de la vérité, et il n'y manque que la vérification, qui, chaque fois fait justice de ces fables. Mais fut-il vrai qu'un exemple isolé existât de l'insuffisance d'une vaccination, cette exception ne détruirait point la règle générale résultant de l'expérience, que sur cent individus vaccinés, il n'en est pas un qui reste tributaire de la petite vérole, et que sur mille il n'en périt pas un seul; tandis que par la petite vérole il en périt cent sur mille, et que l'inoculation variolique n'affranchissait pas toujours de la petite vérole, et comptait une victime sur mille inoculés. (1) Un mérite de cet ou-

---

(1) La nature décimait, l'art millésimait.

vrage d'autant plus grand que cette objection était le cheval de bataille des anti-vaccinistes, c'est la preuve qu'il établit que l'efficacité de la vaccine a plus de cinquante ans d'expérience, et que depuis ce long espace de temps, sa vertu préservative ne s'est pas démentie. Le docteur Duffour a fait précéder sa traduction d'un précis historique contenant la naissance et la naturalisation en France de la vaccine, un rapprochement entre la difficulté qu'éprouva à s'accréditer dans ce pays l'inoculation variolique, et celle qu'éprouve aujourd'hui celle de la vaccine, qui, certes, finira par obtenir un accueil plus général encore. Les gravures représentant les différentes phases du bouton vaccin étaient nécessaires pour bien reconnaître la nature de cette affection, et cet ouvrage d'un praticien distingué se recommande sous tous les titres à la bienveillance publique.

Analyse du Thélégraphe Littéraire du 15 Mai 1807.

Le zèle infatigable des membres du comité de vaccine établi à Paris, ses rapports, ses instructions, les exhortations du gouvernement, l'exemple donné sur quelques points de l'Empire français par des hommes de l'art et par les ministres de la religion, n'ont pu faire triompher entièrement la pratique de la vaccination des préjugés de la multitude et des oppositions de l'esprit de parti. Parmi les ouvrages publiés sur la vaccine, celui que le docteur *Duffour* vient de traduire, nous paraît un des plus propres à servir une cause à laquelle l'humanité se trouve si éminemment intéressée. C'est un Recueil historique des preuves les plus fortes en faveur de la vaccination, et ce Recueil offre un grand intérêt à toutes les classes de la société; parce que l'exposition des faits et les résultats, la démonstration des preuves et les conséquences qu'on en tire, ne sont pas seulement intelligibles aux gens de l'art, mais nous paraissent faites pour exciter l'intérêt et enfin l'opinion de tout le monde.

Le docteur *Duffour* a fait précéder l'ouvrage anglais dont il donne la traduction, d'un Discours préliminaire, dans lequel, retraçant avec rapidité l'historique de la petite vérole et de l'inoculation, il développe d'une manière énergique les fléaux de cette maladie cruelle et les avantages d'une pratique contre laquelle s'élèvèrent aussi des oppositions qui pendant long-tems ne permirent pas d'arracher à la petite vérole les malheureuses victimes que l'inoculation devait sauver.

« Une expérience de plus d'un siècle,
» dit le docteur *Duffour*, a confirmé chez
» tous les peuples l'efficacité préservative
» de l'inoculation, et il résulte des registres
» qu'on a scrupuleusement tenus des ino-
» culations pratiquées en Europe, que le
» *maximum* des décès occasionnés par
» cette opération s'élevait, tout au plus,
» à deux individus sur trois cents inoculés,
» tandis que sur le même nombre d'indivi-
» dus attaqués de la petite vérole naturelle,
» on comptait quarante-deux victimes,
» indépendamment des mutilations et des
» infirmités sans nombre qui étaient le

» triste apanage de ceux que cette cruelle
» maladie semblait épargner etc....

Passant ensuite à la découverte de la vaccine, au récit des premiers essais qui en furent faits à Paris, l'auteur ajoute :

» Qui croirait que malgré tous les rap-
» ports authentiques, présentés par une
» réunion d'hommes du premier mérite,
» qu'après l'examen le plus attentif et le
» plus impartial, que malgré la sollicitude
» paternelle du Gouvernement et l'em-
» pressement désintéressé des gens de l'art,
» la vérité ne puisse se faire jour à travers
» les insinuations ténébreuses de la mali-
» gnité, et que la vaccine, dont l'effica-
» cité incontestable semble être l'effet d'une
» inspiration céleste, trouve plus de la
» moitié de la première nation du monde
» indifférente et ingrate envers la divine
» Providence qui a daigné descendre à
» son secours ? »

M. *Duffour* établit les signes d'après lesquels on peut s'assurer que la vaccination a été opérée avec le vrai vaccin, et que le virus a parcouru son entier développement.

M. *Duffour* a enrichi l'ouvrage du docteur *Thornton* d'un grand nombre de notes dictées par les observations que sa pratique personnelle et son expérience lui ont fournies, etc., etc.

Nous ne saurions trop recommander la lecture de cet ouvrage à toutes les mères de famille et à toutes les personnes qu'un préjugé funeste ou les insinuations criminelles de la malveillance retiennent encore dans des préventions contre l'efficacité de la vaccine.

Analyse du journal du département de la Sarthe.

La fin du dix-huitième siècle sera célèbre dans les annales de l'humanité par la découverte de la vaccination, ainsi qu'il l'était déjà par la découverte de l'électricité, et de beaucoup de procédés dans les arts. Mais quelle comparaison entre les résultats de ces diverses découvertes et les bienfaits de la vaccination ! La découverte de l'électricité a pu satisfaire la curiosité du physicien, et lui faciliter l'explication de plusieurs phénomènes. Des méchaniques ont pu être perfectionnées, et des étoffes plus légères sortir des atteliers ; des couleurs plus riches, des teintes plus délicates auront été le fruit des préparations chymiques, et beaucoup de choses semblables auront été offertes à la curiosité des savans, ou aux jouissances du riche, sans que le bonheur réel de l'homme et le salut de son espèce, y aient gagné un jour de plus, un mal de moins, ou l'extirpation d'une seule maladie. Or devant la conservation de l'homme, tout est secondaire. La découverte dominante et première, c'est donc la vaccination ; espèce de barrière opposée aux ravages cruels produits par la petite vérole, qui toujours active, toujours meurtrière, placée aux portes de la vie comme une sentinelle ennemie, préparait sans cesse des regrets à ceux qui s'étaient trop tôt applaudis d'être pères.

La vaccination vient raffermir leurs espérances, et éloigne pour jamais le fléau qu'ils avaient le plus à redouter.

Le hasard, mais un hasard préparé par l'observation, a valu au docteur Jenner la découverte de la vaccination, et cette découverte, au gré de son illustre auteur, est devenue bientôt le patrimoine de toutes les nations éclairées, et l'objet chéri de tous ceux qui trouvent leur bonheur privé dans le bonheur général. Delà le zèle de tant d'hommes noblement passionnés ! Delà le zèle du docteur Duffour qui en traduisant un des meilleurs ouvrages anglais sur cette matière, celui du docteur Thornton, et en donnant un tableau de la vaccine française, a mis en rivalité les deux nations pour le succès de la découverte, et a fait voir que si l'honneur de cette découverte ne nous appartient pas, nous avons eu du moins celui de la répandre avec autant d'ardeur que les anglais eux-mêmes.

Le discours préliminaire du docteur Duffour presqu'aussi instructif que l'ouvrage du docteur Thornton, lui promet peut-être aussi de recevoir à son tour, en Angleterre, les honneurs de la traduction. Son ouvrage le place désormais parmi les plus illustres apôtres de la vaccination, et atteste que sa sensibilité, loin d'être distraite par les cures particulières, se reporte dans de courts loisirs sur l'humanité toute entière.

Analyse des Petites Affiches de Lyon, en date du samedi, 31 Mai, 1807.

L'auteur destine cet ouvrage à l'usage des familles.

Le traducteur fait précéder le sien d'un discours préliminaire, dans lequel il retrace d'abord les obstacles que l'inoculation éprouva en France jusqu'en 1756, époque où fut pratiquée sur le duc de Chartres cette opération qui devait conserver aux états le 14e. de leur population. Il établit, par des calculs sûrs, que si l'usage de l'inoculation avait été suivi en France du moment où il fut introduit en Angleterre jusqu'à celui où la vaccine a été connue, on aurait arraché à la mort 2,500,000 individus. Ce fut pendant la négociation qui précéda le traité d'Amiens, que l'Angleterre nous envoya la vaccine, ou l'art de détruire la petite vérole, découvert par l'immortel Jenner. Dans ce discours, qui contient l'historique de l'établissement de la vaccine, dû à la protection spéciale du Gouvernement et aux soins de l'école de médecine de Paris et l'institut national, on remarque les corollaires suivans qui doivent porter les parens à donner la préférence à la vaccine sur l'inoculation variolique.

« 1°. L'un des grands inconvéniens de
» l'inoculation variolique, est le danger de
» la contagion. La vaccine ne se com-
» munique que par inoculation, et ne
» peut se communiquer par les émana-
» nations des vaccinés, ni par l'attou-
» chement des habits, linge et autres ob-
» jets qui leur ont servi. La fièvre va-
» rioleuse, même sans éruption, est con-
» tagieuse ; la fièvre vaccinale ne l'est
» pas.

» 2°. Presque tous les inoculateurs de
» la petite vérole faisaient préparer les
» sujets ; la vaccine n'exige aucune pré-
» paration.

» 3°. L'inoculation de la petite vérole
» ne préserve pas toujours de ses dan-
» gers. La vaccine préserve de la va-
» riole, et n'a pas de suites dangereuses.

» 4°. Quelques sujets périssaient de l'i-
» noculation variolique ; on n'a pas d'e-
» xemple qu'il en soit mort un seul par
» suite de la vaccination. »

Je veux me borner à indiquer sommairement les matières contenues dans l'ouvrage du docteur Thornton. Il faut le lire en entier pour éprouver combien sont frappans les faits que rapporte l'auteur, et combien sa logique est triomphante.

L'ouvrage s'ouvre par la description de la petite vérole naturelle, de ses funestes effets, de l'inoculation et de ses suites. La petite vérole était inconnue du temps d'Hippocrate : elle parut d'abord en Égypte, sous Omar, successeur de Mahomet. On croit devoir aux Arabes l'invention de l'inoculation qui va pour jamais faire place à la vaccination.

Dans la description de cette dernière opération, l'auteur établit la différence qui existe entre les pustules de la vaccine et celles de la petite vérole. Il ne donne à cet égard que des renseignemens généraux : mais, dans une note, le traducteur renvoie avec raison ceux qui désireraient des détails plus étendus, au rapport du Comité central de vaccine, imprimé à Paris en 1803. L'inoculation de la vaccine ne produit jamais de maladie éruptive comme fait la petite vérole, mais elle donne naissance ordinairement à une seule pustule locale. La matière que produit cette pustule n'est point *resorbée* dans le système, et ne peut créer une fièvre secondaire, comme cela arrive souvent dans la petite vérole; et l'affection constitutionelle, lorsqu'elle a lieu, est aussi beaucoup plus légère que celle qui est occasionnée par cette dernière maladie. D'après les expériences les plus multipliées, on peut affirmer aujourd'hui que la vaccine contractée, soit naturellement, soit par le procédé de l'inoculation, ne cause jamais la mort; elle ne défigure jamais; elle ne produit jamais la cécité c'est une maladie si bénigne, qu'elle n'enlève point le malade à ses occupations habituelles; avantage d'un grand prix pour toutes les classes de la société, et surtout pour les armées.

Ces assertions, que je cite presque avec les propres paroles de l'auteur, sont appuyées des témoignages publics les plus authentiques.

L'inoculation de la petite vérole présente des inconvéniens qui ne sont point attachés à la vaccination. La première offre des dangers dans un âge trop tendre, à l'époque de la dentition, et dans la vieillesse ; pendant la grossesse, elle produit presque toujours l'avortement et la mort. Des humeurs s'opposent à ses effets ; tandis qu'au contraire la vaccine dissipe beaucoup d'humeurs, et guérit même quelquefois les écrouelles ou le mal du roi, suivant l'expression usitée en Angleterre. La vaccination ne laissant après elle aucune humeur maligne, a, sur l'inoculation de la petite vérole, l'avantage de pouvoir être pratiquée dans tous les temps, dans toutes les circonstances et sur tous les individus. Mais ce qui assure la supériorité de cette méthode précieuse, c'est sa vertu préservative si rigoureusement démontrée, que, selon les praticiens instruits, celui qui inoculerait dorénavant la petite vérole se rendrait coupable de meurtre, sinon aux yeux de la justice, du moins dans le for intérieur, en supposant que le malade en mourût. Le docteur Thornton a confirmé lui-même cette inestimable propriété par le résultat de ses expériences dans le nord de l'Angleterre. Au détail de ces expériences nombreuses, au tableau des diverses opérations de l'auteur, à la déduction de leurs conséquences, succède une réponse péremptoire aux objections élevées contre la vaccine. Le docteur Thornton combat les opinions ridicules sur la vaccine, et les préjugés qui les fondent et les propagent : il établit des preuves irréfragables, indique de prétendues exceptions aux heureux effets de la vaccine et les causes de ces exceptions, et démontre la nécessité de la vaccination, heureuse méthode qui peut conserver l'existence de 800,000 individus par an, ou de 2,500 par jour.

L'ouvrage est terminé par un rapport fait à la Société royale Jennerienne, créée à Londres pour l'extinction de la petite vérole, et par l'éloge d'Edouard Jenner, prononcé par le docteur Lettsom, en présence de la société de médecine de la même ville.

On trouve dans ce traité sur l'Efficacité de la vaccine, une justesse, une force de raisonnemens, et une masse de faits reconnus et d'expériences constatées qui doivent porter la conviction dans tous les bons esprits.

Si j'avais eu sous les yeux l'ouvrage Anglais du docteur Thornton, je me serais permis d'exprimer mon avis sur le mérite de la traduction que j'annonce. Quel que soit ce mérite, j'aime à rendre justice au zèle et au travail de M. Duffour, qui a fait passer dans notre langue un nouveau factum pour l'humanité, un mémoire utile et lumineux sur un objet qui intéresse essentiellement le corps social.

Le traducteur a orné son livre de deux planches coloriées qui offrent le tableau de la vaccine et de ses diverses périodes comparées les unes aux autres. Il a dédié ce livre à S. A. S. le Prince Cambacérès, et en a fait hommage à M. d'Herbouville, Préfet de ce département.

Nous ne rapporterons pas les témoignages sans nombre que nous ont adressé les membres de plusieurs sociétés savantes, ceux de l'Institut national qui a jugé à propos de déposer notre ouvrage dans sa bibliothèque ainsi que l'Ecole de médecine de Paris, nous craindrions de fatiguer l'attention de nos lecteurs, nous croyons cependant leur faire plaisir de leur donner l'extrait de quelques lettres que nous avons reçues des membres des principales autorités de l'Empire et des hommes les plus recommendables de l'art.

Le préfet du département de l'Yonne s'exprime en ces termes :

14 *Mai*, 1807.

« Grâce à Jenner, et aux dignes méde-
» cins français, nous verrons disparaître
» un fléau qui désolait l'humanité ; vous
» avez très bien fait, monsieur, de faire
» représenter la vraie et la fausse vaccine,
» car c'est par l'apparence de la première
» que la seconde encore fait trouver des
» récalcitrans. Le nombre en est petit heu-
» reusement, et sous ce rapport je n'ai
» qu'à me louer du zèle des chirurgiens et

» des médecins de mon département; votre
» livre enfin, monsieur, méritera dans
» toutes les bibliothèques d'être mis au
» rang des ouvrages donnés par les bien-
» faiteurs de l'humanité. etc. »

Monseigneur l'archevêque de Malines nous mande ce qu'on va lire :

« *Malines, le 6 Mai,* 1807.

» C'est avec une vive reconnaissance,
» monsieur, que j'ai reçu un exemplaire
» de votre traduction de l'ouvrage anglais
» du docteur John Thornton sur *l'Effica-*
» *cité de la vaccination.* Je ne suis point
» surpris qu'elle trouve des obstacles à s'é-
» tablir pour mettre à l'abri des ravages
» affreux qu'exerce souvent la petite vérole
» D'où vient cette opposition ? St. Augustin
» nous en donne la raison quand il dit :
» *quod utilitate adjuvat, novitate per-*
» *turbat* C'est donc au temps, à l'expé-
» rience et à la patience de vaincre les
» préjugés qui pourront naître contre la
» vaccination. Il me revient de beaucoup
» d'endroits qu'elle prend assez faveur à
» Anvers et dans quelques autres lieux de

» mon diocèse. C'est vous dire, d'ailleurs,
» ce que je pense et ce que je sens que
» de vous assurer de la sincérité des sen-
» timens avec lesquels je me fais un de-
» voir, monsieur, et un honneur de vous
» saluer, etc. etc. »

Lettre de monseigneur l'Évêque de Nancy.

Nancy, le 23 Mai, 1807

« J'ai fait tout ce qui est en mon pou-
» voir pour dévancer vos vœux qui sont
» ceux de l'humanité, et l'on a la con-
» solation de voir qu'en ce pays les pré-
» jugés n'ont que faiblement tenu contre
» le soin que se sont donné les autorités
» constituées et le Comité de vaccine qui
» a bien voulu me donner une place dans
» son sein, etc. etc. »

LETTRES de M. M. CUVIER, l'un des Secrétaires perpétuels de la Classe des Sciences physiques et mathémathiques de l'Institut, CORVISART, premier Médecin de S. M. l'Empereur et de la famille Impériale, THOURET, Directeur de l'École de Médecine de Paris, tous membres de la Société de Vaccine créée pour l'extinction de la petite vérole en France par la propagation de la vaccine.

Paris, le 28 Avril, 1807.

» Je suis extrêmement reconnaissant,

» monsieur, du présent que vous voulez
» bien me faire, je le méritais peu par
» mes connaissances; mais j'y ai du moins
» quelques titres par mon zèle pour ce qui
» peut être utile, et par mon attachement
» à ceux qui propagent les bonnes cho-
» ses; sous tous ces rapports, monsieur,
» je vous dois les sentimens de la plus
» haute considération, etc.

CUVIER. »

« *Paris, le 2 Avril, 1807.*

» J'ai reçu, monsieur et cher con-
« frère, votre traduction de l'ouvrage du
» docteur Thornton, que vous avez bien
» voulu m'adresser et dont je vous prie
» d'agréer mes sincères remercimens. S'il
» reste encore quelques incrédules sur l'u-
» tilité de la vaccine, l'ouvrage que vous
» avez fait passer dans notre langue me
» paraît très propre à en diminuer le
» nombre par la nature des preuves qu'on
» acquiert tous les jours sur l'efficacité
» de ce préservatif de la petite vérole.

» Recevez, monsieur et cher confrère,
» l'assurance de ma très parfaite consi-
» dération, etc.

CORVISART. »

« *Paris*, 29 *Avril*, 1807.

» J'ai reçu avec beaucoup de recon-
» naissance l'exemplaire que vous m'avez
» fait l'honneur de me destiner de votre
» traduction de l'ouvrage du docteur
» Thornton sur la vaccine. J'ai cru de-
» voir différer mes remerciemens pour
» cette marque flatteuse d'attention que
» vous avez bien voulu me donner jus-
» qu'au moment où j'aurais lu l'ouvrage,
» et pu mieux juger du service important
» que vous avez rendu en vous occupant
» de ce travail. Je vous prie d'agréer l'ex-
» pression de toute ma gratitude pour
» l'honnêteté de votre procédé et l'assu-
» rance de tout le plaisir que j'ai eu à
» lire votre traduction. »

» J'ai l'honneur, etc.

THOURET. »

Lettres de M. M. les Préfets des départemens des Forêts, de la Gironde, et de
la Vienne.

Luxembourg, *le* 9 *Juin* 1807.

« Je vous remercie, mon cher docteur,
» de l'envoi que vous m'avez fait du nou-

» vel ouvrage dont vous venez d'enrichir
» la médecine. Sa lecture m'aurait donné la
» plus haute idée de vos rares talens et
» de cette sagacité précieuse que vous
» possédez, si vous ne m'étiez depuis long-
» tems aussi bien connu que je vous suis
» attaché.

» Votre nouvelle production doit être
» répandue avec profusion dans la société
» puisqu'elle a pour objet de combattre
» des préjugés contraires à la conservation.
» Le coup que vous leur portez doit être
» mortel.

» Je n'ai cessé, depuis que j'administre
» ce département, de faire connaître les
» avantages de la vaccine. J'ai constam-
» ment invité, sollicité les administrateurs
» et les administrés avec lesquels je suis
» en rapport par les liens de l'affection ou
» du devoir de seconder de tous leurs
» moyens les hommes de l'art qui s'efforcent
» de propager le procédé important que
» vous développez avec autant de précision
» que de force. J'ai fait plus, j'ai prêché
» d'exemple, et ma petite fille vient d'être
» vaccinée.

» Tous les amis de l'humanité, mon cher
» docteur, deviendront naturellement vos
» auxiliaires, mais c'est une obligation
» réelle pour les hommes publics qui peu-
» vent sonder comme moi la profondeur
» des maux occasionés par la petite vérole.
» Je n'ai en ce moment sous les yeux que
» l'état des victimes que l'Epidémie
» variolique a fait dans l'arrondissement
» chef lieu, sur la classe des conscrits
» de 1808. 631 sont morts, sur 1491 de
» nés. Une mortalité proportionnelle a
» également moissonné les autres parties
» du département. etc. etc. »

J. B. Lacoste.

Bordeaux, le 9 Juin 1807.

» J'ai reçu la bonne et utile traduction
» que vous avez publiée dernièrement de
» l'ouvrage du docteur *John Thornton*,
» sur la vaccine.

» Vous avez rendu, monsieur, un ser-
» vice bien important à la France en lui
» communiquant ces preuves de l'efficacité
» de la vaccine : ce ne sont pas seulement
» les hommes de l'art qui doivent vous en
» avoir une grande obligation, les admi-

» nistrateurs, les pères de familles, les
» philantropes de toutes les classes vous
» sauront un gré infini d'avoir fait connaî-
» tre à vos compatriotes un exposé lumi-
» neux et fidèle des avantages de l'inapré-
» ciable découverte du docteur *Jenner*. »

FAUCHET.

Poitiers, le 14 *Avril* 1807.

» Je suis très reconnaissant, monsieur,
» du véritable présent que vous voulez
» bien me faire et dont je fais présentement
» hommage, en votre nom, au Comité
» central de vaccine de mon département
» que j'ai fondé à Poitiers. Si vous avez
» traduit le livre, les anglais feront bien
» de traduire à leur tour le discours préli-
» minaire du traducteur. J'y vois avec
» plaisir que nous sommes tous pénétrés
» ici des mêmes sentimens, et que votre
» ouvrage que je m'empresserai d'y faire
» connaître par tous les moyens qui sont
» en mon pouvoir achevera facilement ce
» que nous avons commencé avec tant de
» peine et ce que nous continuons avec
» succès.

» Permettez que je vous réitère, mon-
» sieur, tant en mon nom qu'en celui de
» mon comité central et même de tout mon
» département l'assurance de ma recon-
» naissance. »

CHERON.

CONCLUSION.

En livrant à l'impression les divers ju-
gemens qu'ont porté des *Preuves de l'Efficacité de la vaccine*, plusieurs journaux de la capitale et des départemens,
nous avons eu pour but de démontrer
qu'il n'y a, parmi les gens éclairés, aucun homme impartial qui refuse aujour-
d'hui, nonseulement d'ajouter foi à l'importante découverte de la vaccine, mais encore qui n'emploie toutes les voies qui
sont en son pouvoir pour détruire l'insouciance, l'apathie, l'incrédulité de la
classe la moins éclairée. Nous aurions pu
citer encore quelques journaux qui ont
cru devoir faire une mention honorable

de notre ouvrage tels que ceux de Gueret de Versailles, d'Orléans, Rouen, Poitiers, Larochelle, Montpellier, Alençon, Commercy, Epernay et autres villes; mais nous croyons qu'il suffit de les indiquer ici à nos lecteurs, et nous ne doutons point que la foule de preuves réunies sous leurs yeux ne suffisent pour convaincre tous ceux qui sont de bonne foi de L'EFFICACITÉ DE LA VACCINE.

Nota bene. Lors de la prochaine édition de l'ouvrage des *Preuves de l'Efficacité de la Vaccine*, le traducteur se propose d'y ajouter les lettres qu'il a eu l'honneur de recevoir de M. M. les Administrateurs de l'Empire, en réponse à l'envoi du dit ouvrage; dont il leur a fait hommage.

Avis supplémentaire.

LE ducteur de cet ouvrage a eu l'extrême faveur d'en faire présenter un exemplaire à NAPOLÉON - le - grand par son excellence le Ministre Sécrétaire d'Etat, et d'en faire hommage à tous les Rois, Princes de la dynastie impériale ainsi qu'à leurs Ministres, aux Empereurs et Rois alliés de l'Empire Français, aux Sociétés de médecine et Comités de Vaccine des départemens et enfin à toutes les personnes qui par leurs places et leurs connaissances ont le plus d'influence sur l'opinion publique. Toutes ont daigné soit par elles-mêmes, soit par leurs Ministres ou par leurs Sécrétaires témoigner au traducteur leur satisfaction et leur reconnaissance de ce qu'il a, par la publication de ses *Preuves de l'Efficacité de la Vaccine*, coopéré à la propagation du préservatif le plus assuré d'une maladie aussi cruelle et aussi dévastatrice que la petite vérole spontanée, préservatif dont la pratique a une telle bénignité, et est à tel point exempte d'accidens que ses plus grands adversaires n'ont encore avancé aucune objection fondée contre son usage.

» *Paris, ce 7 février*, 1808.

» A M. Duffour, Médecin du Gouverne-
» ment auprès de l'Hospice Impérial des
» Quinze-Vingts.

» Monsieur,

» Monsieur le Prince Archi-Chancelier
» de l'Empire a vu avec plaisir et sans
» surprise le bon accueil qu'a reçu votre
» traduction de l'ouvrage de M. Thornton

» sur la vaccine. Son altesse me charge
» de vous féliciter sur ce succès dû tout-
» à-la-fois à l'utilité de votre travail et au
» soin digne d'éloge avec lequel vous l'avez
» accompli.

« Veuillez, monsieur, agréer l'assurance
» de ma haute considération.

» MONVEL,
» Sécrét. partic. de S. A. S. Mgr. le Prince
» archi-Chancelier de l'Empire. »

www.ingramcontent.com/pod-product-compliance
Lightning Source LLC
Chambersburg PA
CBHW070622160426
43194CB00009B/1341